# REVISTA MEXICANA DE PSIQUIATRÍA Y SALUD MENTAL

Órgano de Divulgación de la
Academia Méxicana de Psiquiatría y Salud Mental
Volumen 1 Numero 1   Mayo 2019

# REVISTA MEXICANA DE PSIQUIATRÍA Y SALUD MENTAL

Volumen 1  Número 1  2019

Dr. Rafael Jesús Salín-Pascual

**EDITOR GENERAL**

Dr. Humberto Nicolini-Sanchéz

**EDITOR ASOCIADO**

Dra. Evalinda Barrón

**EDITORA ASOCIADA**

**MIEMBROS DEL CONSEJO EDITORIAL**

Dra. Yolanda Armendariz Vázquez

Dr. Juan Manuel Quijada

Dr. Francisco Paredes Cruz

Dra. Edith Guerrero Uribe

Dra. Osiris Pazarán Galicia

Dr. Arsenio Rosado Franco

Dra. Soledad Ruiz Canaan

Amazon.com.mx  2019

**ISBN:** 9781099245633

**REVISTA MEXICANA DE PSIQUIATRÍA Y SALUD MENTAL**
**VOL 1 NUM. 1 2019**

## TABLA DE CONTENIDO

EDITORIAL ................................................................6

FACTORES DE RIESGO ASOCIADOS AL COMPORTAMIENTO DE LA CONDUCTA SUICIDA EN ADOLESCENTES ....................................................11

PSICOSIS CANNÁBICA DEL TIPO PARANOIDE POR EL USO COMBINADO Y EXCESIVO DE MARIGUANA Y ALCOHOL EN UNA MUESTRAS DE PACIENTES FEMENINAS. ...........................................................41

PROPUESTA PARA REFORMAR LA LEY GENERAL DE SALUD ....................................................................64

ESTRATEGIA PARA UN PLAN NACIONAL DE SALUD MENTAL ..................................................................71

MODELOS MÉDICOS DE ENFERMEDADES MENTALES EN LA ÚLTIMAS DECADA ........................77

SLEEPWALKING IN AN INSOMNIAC PATIENT INDUCED BY ALCOHOL INTAKE AT NIGHTTIME. .....85

USO DE LAS BENZODIACEPINAS EN PARASOMNIA .100

RELACIÓN ENTRE DETERIORO EN FUNCIONES MENTALES SUPERIORES Y CONSUMO DE CANNABINOIDES EN UNIVERSITARIOS DE 18 A 30 AÑOS. .....................................................................125

## EDITORIAL

### ¡POR LA DIGNIFICACIÓN DE LA PSIQUIATRÍA EN MÉXICO!

Existen Academias Médicas en otras especialidades en México, por ejemplo y sin ir tan lejos, la Academia Mexicana de Neurología A.C. Que funciona muy bien, y que tiene como misión central hacer ACADEMIA, como su nombre lo indica, antes que hacer congresos, cursos, vender libros sin dar un centavo a sus autores, lo mismo que no pagar a los profesores participantes de sus cursos o ponentes en sus simposios.

¿Realmente necesitamos asistir a tiempos compartidos que se disfrazan de Congresos? ¿Necesitamos asistir a congresos en un mundo en donde los hay ya virtuales, conferencias por TED? En un mundo en donde el acceso a publicaciones, artículos de investigación, conferencias por YouTube, Podcast, libros por PDF, Amazon, iBook, etc. Lo que menos necesitamos es pretender que vamos a aprender en playas o centros turísticos, Cancún, Acapulco, Puerto Vallarta, Mérida, etc. Incluso puedo predecir que un congreso de la Asociación Psiquiátrica Americana, fracasaría en Las Vegas Nevada, sino toman en cuenta el tiempo de divertimento de sus socios.

¿Es posible hacer congresos para aprender, destinados a los residentes y psiquiatras en formación? Si , claro, siempre y cuando sea efectivo lo que se enseña, por figuras relevantes en los temas a desarrollar, y tiempo libre. En el congreso de la Sociedad Mexicana de Endocrinología y Metabolismo, pude observarlo. Sus sedes eran Mazatlán, siempre, y se tenía academia de 8 am a 15 hr. Las tardes eran para descansar.

En la Sociedad de Psiquiatría Biológica de EUA lo mismo que en la The Association for the Advancement of Philosophy and Psychiatry (USA), sus congresos ocurren, el primero una semana antes del de APA, mientras que el segundo en el mismo tiempo que es el de la APA, en un sitio modesto, en el sótano del hotel sede, o en una locación cercana. Ninguno de los dos congresos es auspiciado por la industria. Solo se presentan avances de los asistentes, mediante conferencias o sesión de carteles. Los asistentes no pasamos de cien, pero ahí están las referencias bibliográficas de nuestra especialidad.

Las Academias tienen la función del conocimiento a través de la discusión, la crítica, el intercambio y la réplica. Lo otro se llama "dogma". Una religión, aunque tenga la "Academia Episcopal" por ejemplo, desvirtúa su nombre. Ahí solo se revisan las doctrinas. Entonces la academia es un seminario constante en el que el conocimiento critico es la semilla que se siembra.

Estamos además, en una posibilidad histórica para poder manifestarnos y tratar de que ya no se nos limite en nuestra labor. En esta cuarta transformación, en donde hay un cambio de régimen de nuestro país, de lo que se trata es que la psiquiatría vuelva a ser dignificada, que en el ámbito médico sea reconocida como parte de la misma medicina, pues usamos sus mismos métodos y tenemos sus mismos problemas.

Por muchos años en el mundo y en México, la psiquiatría se ha confundido cn psicología, psicoanálisis y ahora hasta coaching. Algunas personas han propuesto que por la falta de unión entre nosotros los psiquiatras. Es posible, pero también porque no hemos tomado un papel de tipo protagonista.

Somos como especialidad médica encargados de la salud mental en un bosque de otros aparatos y sistemas quienes mejor entendemos no solo el funcionamiento cerebral, sino os diferentes sistemas que nos conforman como entes humanos: la pareja, la familia, los entornos de barrios, pueblos, ciudades y nación. Es decir nosotros podemos ver el árbol, el bosque, el mapa y todo el territorio.

Es claro que al habernos instalado cómodamente en nuestros consultorios, laboratorios, cátedras universitarias, un grupo de personas ajenas a todo, se autonombraron sabedores de nuestras disciplinas sin ser siquiera médicos. Un albañil de seguro puede levantar una casa, pero no un edificio, un museo un monumento. Nosotros si.

La función de la Academia Mexicana de Psiquiatría y Salud Mental, es la dignificación de nuestra especialidad, para lo cual propongo las siguientes acciones:

1. Divulgación de nuestras enfermedades, como parte de alteraciones cerebrales, corporales y

de los diferentes sistemas que nos conforman como individuos.
2. Desarrollar planes de atención a primer nivel con la preparación de unidades multidisciplinarias coordinadas por psiquiatras.
3. Tener una comunicación continua de cabildeo, con los poderes Ejecutivo, Legislativo y Judicial, para actuar en todo momento como órgano de consulta, sin mas interés que el de nuestros pacientes.
4. Estar vigilantes del trato y atención para con nuestros pacientes que no escogieron estar enfermos y ser guardianes de sus derechos como seres humanos.
5. Estar actualizados en la diversidad de tratamientos farmacológicos, terapéuticos y de equipos propuestos como terapéuticos, con la revisión continua de meta análisis y de la literatura científica al respecto.
6. Hacer de la medicina basada en evidencias nuestro "estándar de oro", con una dialogo circular entre nuestros, colegas y pacientes.
7. Fomentar la divulgación de temas de nuestra especialidad, y semanas dedicadas a temas en especial a través de los medios.

La salud mental es nuestra responsabilidad, nuestra vocación, para la cual hemos dedicado toda nuestra vida, con sangre, sudor y lágrimas, con el poco aprecio de colegas y extraños, pero es lo que ha habido hasta ahora y eso es lo que nos proponemos cambiar.
   Nuestro Presidente Constitucional de los Estados Unidos Mexicanos licenciado Andrés Manuel López Obrador, ha dicho primero los pobres, a eso habría

que anexar y los enfermos mentales también, porque de alguna manera estar insano es un tipo de pobreza.

Me felicito de ser parte de un grupo de colegas, psiquiatras de diferentes partes de la república mexicana, que compartimos el mismo ideal: ¡LA DIGNIFICACIÓN DE LA PSIQUIATRÍA EN MEXICO!

Dr. Rafael J. Salín-Pascual
    29 de mayo del 2019.

# FACTORES DE RIESGO ASOCIADOS AL COMPORTAMIENTO DE LA CONDUCTA SUICIDA EN ADOLESCENTES

Armendáriz-Vázquez Yolanda,

Instituto de Terapia Familiar Cencalli, Instituto de salud del estado de México, ISSEMYM.

Trabajo presentado en el Foro de Salud Mental Cámara de Diputados. El 22 de abril 2019 Promovido por la Comisión de Salud de la H. Cámara de Diputados. Coordinadora Diputada Dra. Miroslava Sánchez Galván

Artículo de Revisión

## Resumen

El suicidio como el comportamiento suicida en los adolescentes están en aumento a nivel mundial, en México a partir de 1970, se documentaron los primeros casos de suicidio en niños y adolescentes, en relación al comportamiento suicida esta poco documentado. El objetivo de esta revisión es conocer los factores de riesgo en los adolescentes que presentan estas conductas, el estudio del fenómeno es complejo y multifactorial. El suicidio es un proceso que tiene su inicio en el deseo, pasando por la ideación para poder llegar al acto. En México a pesar de tener un aumento exponencial en el suicidio y el comportamiento suicida, no se cuenta con programas preventivos ni políticas públicas para su atención. Es la segunda y tercera causa de muerte en hombres y mujeres jóvenes en edades de 14 y 19 años. Siendo el intento de suicidio, un factor de riesgo individual más fuertemente asociado al suicidio en un rango del 30 al 50% de los casos de suicidio consumado. En 1970 hubo 554 casos de suicidio, para 1991 ascendió a 2120, represento un aumento del 282%. En la población de menores de 15 años se comienzan a reportar casos entre 1970 a 1990. En la población de 15 a 19 años, aumento un 90% y la tasa paso de 1.49 a 2.83, fue la cuarta causa de muerte en 1990. En cuanto a los factores de riesgo para suicidio de acuerdo al género, ser hombre relación 3:1, para el intento suicida ser mujer relación 3:1. Edad de riesgo de 13-21 años. Padecer depresión o ansiedad, iniciar la vida sexual en las mujeres, consumo de sustancias, tabaco y alcohol, relaciones interpersonales inadecuadas (familia y escuela), disfuncionalidad familiar y haber sufrido abuso sexual en la infancia, haber tenido ALNS o un intento suicida previo.

Palabras clave: Suicidio, conducta suicida, adolescentes

## Abstract

Suicide and suicidal behavior in adolescents are increasing worldwide, in Mexico since 1970, the first cases of suicide in children and adolescents were documented, in relation to suicidal behavior is little documented. The objective of this review is to know the risk factors in adolescents who present these behaviors, the study of the phenomenon is complex and multifactorial. Suicide is a process that has its beginning in the desire going through the ideation to reach the act. Currently is the 2nd and 3rd place as cause of death. In Mexico, despite having an exponential increase in suicide and suicidal behavior, there is not a preventive program to give attention. In 1970 there were 554 cases of suicide, for 1991 it amounted to 2120, it represented an increase of 282%. In the population under 15 years of age, cases began to be reported between 1970 and 1990. In the population aged 15 to 19, it increased by 90% and the rate went from 1.49 to 2.83, it was the fourth cause of death in 1990. In As for the risk factors for suicide according to gender, being male 3: 1 ratio, for the suicidal attempt to be female ratio 3: 1. Risk age 13-21 years. Suffer depression or anxiety, initiate sexual life in women, substance use, tobacco and alcohol, inadequate interpersonal relationships (family, school), family dysfunction and having suffered sexual abuse in childhood, having had ALNS or a previous suicide attempt.

Keywords: Suicide, suicidal behavior, adolescents.

Panorama epidemiológico

La Organización Mundial de la Salud (OMS), estima que para el 2020, aproximadamente 1.53 millones de personas morirán por suicidio, y cada 10 a 20 segundos se intentara suicidar una persona en el mundo, esto representa una muerte cada 20 segundos y un intento de suicidio cada 1 a 2 segundos. En una hora se estarían suicidando 180 personas en el mundo. Datos procedentes de la National Center for Health Statistics ponen de manifiesto el aumento en la tasa de suicidio en la infancia en los Estados Unidos, ya que está se ha duplicado en los últimos diez años en niños y adolescentes de 5 a 14 años y en adultos jóvenes de 15-24 años se triplicó (Bertolote & Fleischmann 2002).

En América Latina en países como Colombia, se están presentando tasas con aumento en suicidio y en el intento suicida, en las tres últimas Encuestas

Nacionales de Salud Mental (ENSM) llevadas a cabo en ese país, se siguen reportando prevalencias altas para tres principales patologías mismas que prevalecen desde el primer estudio nacional realizado en 1993, este último estudio fue realizado en 2015, como se podrá observar en la tabla 1 las prevalencias de los trastornos mentales en los tres estudios nacionales han sido los mismos trastornos mentales y en lo que respecta al intento suicida esta prevalente y continua en aumento, situación por la cual el gobierno estableció el Decreto 3039 desde 2007.

Tabla 1.

Prevalencia de depresión, intentos de suicidio y trastornos de ansiedad en los tres estudios nacionales de salud mental colombiano.

|  | PREVALENCIAS % | | |
|---|---|---|---|
|  | 1993[a] | 1997[b] | 2003[c] |
| DEPRESION | 25.1 | 19.6 | 13.9 |
| ANSIEDAD | 9.6 | 15.1 | 19.3 |
| INTENTO SUICIDA | 4.5 | 1.7 | 4.9 |

a Prevalencia de punto Escala de depresión y ansiedad de Zhung

b No se aclara instrumento utilizado

c CIDI-CAPI v. 1.5 prevalencia de vida

d Prevalencia de vida

    Los resultados referentes a este estudio de salud mental en Colombia establecen una necesidad de contar con información relacionada a la salud mental y los trastornos mentales que guíen las políticas públicas, que determinen intervenciones y evaluaciones que promueven el bienestar y la prevención de los trastornos mentales, una fortaleza del diseño de esta encuesta es la representatividad nacional y regional, siendo esta encuesta el primer estudio que incluye información individualizada de la población infantil de Colombia (Gómez-Restrepo, Santacruz, Rodríguez, Rodríguez, Tamayo, Matallana, González, 2016).

En México el aumento en las tasas de suicidio se ha presentado de manera exponencial. De acuerdo al Instituto Nacional de Estadística y Geografía (INEGI) los casos van en aumento incluso de continuar así superaran el número de homicidios como ocurre en otros países en donde las muertes violentas por suicidio han superado la muerte por homicidio. A continuación aparece el gráfico 1 que registra los casos de suicidio a partir de 1994 y hasta el 2015, datos proporcio

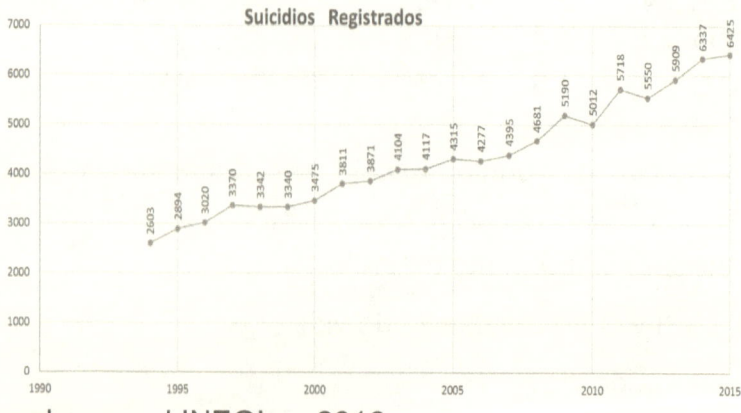

nados por el INEGI en 2016.

Grafico 1. Registro de suicidios en México de 1994 a 2015 en 2016.

Fuente: INEGI 2016.

En cuanto al porcentaje de muertes por suicidios con respecto al total de muertes violentas por entidad federativa en el año 2015, grafico 2, encontramos en los Estados del Sureste, es donde se presenta el mayor número de casos, siendo Yucatán el estado que a través de tres décadas se ha mantenido en los primeros lugares, seguido este año de registro por Aguascalientes, Campeche, Quintana Roo y Chiapas, en estas entidades las prevalencias de Depresión se reportan más bajas que en otras entidades del país.

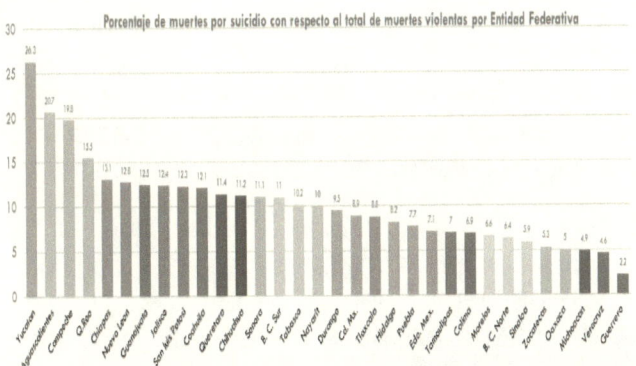

Gráfico 2 Porcentaje de suicidios por Entidad Federativa en 2015

Fuente: INEGI 2016

El fenómeno suicida es considerado un problema de salud pública a nivel local, nacional e internacional. En México se han realizado pocos estudios sobre suicidio en una recopilación publicada por González-Forteza, Borges, Gómez, Jiménez (1996), se describen de 1966-1994 solo 17 investigaciones, 8 de ellas fueron realizadas por el Instituto Mexicano de Psiquiatría.

"En México, las tasas de suicidio se han incrementado en las últimas décadas; en 1970 la tasa fue de 1.3 por 100 mil habitantes, en 2007 se incrementó a 4.12% (Borges, Orozco, Benjet & Medina, 2010)" (Sánchez-Loyo, Morfín, García de Alba, Quintanilla, Hernández, Contreras, Cruz, 2014, p 1447).

La conducta suicida se ha presentado en mayor frecuencia en los jóvenes de 15 y 24 años de edad, es la segunda y tercera causa de muerte en hombres y mujeres jóvenes en edades de 14 y 19 años. Siendo el intento de suicidio, un factor de riesgo individual más fuertemente asociado al suicidio en un rango del 30 al 50% de los casos de suicidio consumado. El estudio del fenómeno del suicidio se ha llevado a cabo en dos orientaciones tradicionales: social y la individual. (Sánchez-Loyo et al, 2014).

Hernández y Flores (2011), señalan que la OMS estima que ocurren un millón de muertes por suicidio al año, se encuentra dentro de las diez principales causas de muerte en todos los países del mundo, y está en las tres primeras causas de muerte de los 15 a 35 años de edad. En el año 2000 hasta un millón de personas se suicidaron anualmente en todo el mundo, uno cada 40 segundos, en cuanto a la tentativa suicida ocurre de 10 a 20 intentos por cada suicidio consumado es decir uno cada 3 segundos. Los suicidios en México, han tenido una similitud en el aumento al igual que los homicidios. En cuanto al fenómeno este se observaba en los adultos mayores, actualmente se observa en la población joven. Las tasas de suicidio van en aumento, y en las últimas estadísticas de México en 2008, reportaban que se habían suicidado más de cinco mil personas cada año. La evolución del suicidio en nuestro país va en aumento, pues tan solo en 1950 se tenía una tasa de 1.5 suicidios por cada 100 000 habitantes, para el año 2008, las tasas se habían multiplicado por tres, con un aumento a 4.8 por cada 100 000 habitantes, en 1960 se mostró un descenso, y desde 1970 se continuo en aumento. En relación al género predomina en el hombre, mientras que el intento suicida fallido es más frecuente en las mujeres. Es notorio que del 2000 al 2005 hay un aumento en los hombres de 15 a 24 años, destacando 10 suicidios masculinos por un suicidio femenino. Si aplicamos las tasas de suicidios a la estimación de ambos grupos de población en 2050, los números absolutos se elevarían a seis mil, un aumento de 21% en números absolutos, lo que en un momento dado podría superar los homicidios, situación que ocurre en otros países. En cuanto al intento suicida fallido en México esta subestimado, la OMS estima de 20-40 intentos suicidas fallidos por cada suicidio consumado (Hernández y Flores, 2011).

Otros autores González-Forteza, et al (1996), señalaron que la situación en México es diferente ya que como causa de muerte el suicidio es poco importante. En 1970 hubo 554 casos de suicidio para ambos sexos, en 1991 ascendió a 2120 represento un aumento del 282%, en relación al sexo aumento en la población masculina 170% y 70% en la femenina, siendo anteriormente por regla general en la población mayor de 65 años. En los casos de la población de menores de 15 años se comienzan a reportar casos en hombres y en mujeres. Entre 1970 y 1990 en población de 15 a 19 años mostro un aumento del 90% y la tasa paso de 1.49 a 2.83, fue la cuarta causa de muerte en 1990. Aunque las cifras de suicidio son importantes, es mucho menos lo que se sabe sobre la ideación suicida y otras conductas suicidógenas como la planeación suicida y los intentos suicidas. Estimaciones de intentos de suicidio van de un 3% en estudiantes de primaria, 11% en estudiantes de bachillerato y de un 15 a un 18% en universitarios. Estas estimaciones son menores en comparación con poblaciones psiquiátricas.

En la población mexicana, según datos para los residentes del Distrito Federal, reportado por Medina Mora y cols. 36.9% de la población encuestada en edades entre 13 y 19 años principalmente, reporto pensamiento sobre la muerte y el 17.3% reporto que pensó en matarse (como se citó en González-Forteza et al. 1996, p 34).

Incluso tanto la depresión como el suicidio en la infancia no se contemplaban, tal es así que en los años 80´s el Dr. Pierre Moron (1987) en su libro sobre suicidio establece acerca del suicidio en la infancia: el suicidio del niño intriga al adulto que perdió el recuerdo del niño que fue y cree que, por tener una larga experiencia de la vida, sólo él puede ser la víctima. Este razonamiento es falso ya que el niño encuentra externamente, en la escuela y sobre todo en la familia y en su propio espíritu, las tendencias depresivas que la incomprensión inconsciente y a veces hostil del adulto. Lo que obligan a resolverlas solo y sucede que la única posibilidad que ve es el suicidio.

A decir verdad, ese suicidio es raro, incluso muy raro. Por otra parte, todos los autores destacan el matriz chantaje que tiene, en primer lugar, y el tipo impulsivo, colérico, o bien agresivo más o menos perverso, y finalmente la apariencia compensatoria de los sujetos, muy receptivos, de fondo pitiatico o mitómano (Duché, 1964) (Moron, 1987, p 46).

Definición

La Organización Mundial de la Salud (1986) describe al suicidio como: una actuación con un resultado letal, que es iniciado por una persona, que sabe y espera el resultado letal de su acto y a través del cual pretende tener los cambios que desea. El Parasuicidio se refiere a un hecho sin un resultado fatal, que sin la ayuda de otras personas, el sujeto se auto-lesiona o consume sustancias con el fin de conseguir una serie de cambios a través de los resultados actuales o que espera sobre su estado físico (Mosquera, 2016 p 10).

Durkheim en 1987, define "Llamamos suicidio a todo caso de muerte que resulta directa o indirectamente de un acto, positivo o negativo, cometido por la víctima, a sabiendas que va a producir tal resultado" (Moron,1987, p12).

En cuanto a las Autolesiones No Suicidas (ALNS), en la literatura se describen varios conceptos según el autor con ello hay similitudes y diferencias conceptuales en las investigaciones científicas para referirse a las ALNS, desde auto-agresión, auto-agresión deliberada, auto-lesión, conducta auto-lesiva, comportamientos parasuicidas, conductas autodestructivas, violencia auto-dirigida, comportamiento auto-lesivo, lesiones auto-inflingidas, autoagresión deliberada y el más reciente acuñado en la quinta versión del manual diagnóstico y estadístico de los trastornos mentales (DSM-V, American Psychiatric Association, 2013) como nueva categoría diagnostica: Autolesiones No Suicidas (González, Vasco-Hurtado, Nieto-Bertancurt, 2016).

Factores de riesgos asociados a la conducta suicida en adolescentes

En cuanto a las Auto Lesiones No Suicidas (ALNS) en adolescentes, se han convertido en un problema de relevancia a nivel clínico y social por un aumento en su prevalencia y porque constituyen un predictor de intento suicida. En una revisión que abarca todos los artículos científicos desde 1986 hasta el 2015, en donde revisan sobre la incidencia del afrontamiento en las ALNS en adolescentes, encontraron 16 investigaciones en todo el mundo. Señalando los principales factores de riesgo y hallazgos evidenciados: con respecto al sexo son más frecuentes en las mujeres que en los hombres, los cortes son más frecuentes en las mujeres, los hombres suelen quemarse o golpearse así mismo (Manca et al; 2013, Villaroel et al; 2013 como se cita en González et al, 2016).

"En cuanto a la edad predominan en la adolescencia media, con un aumento gradual desde la adolescencia temprana (entre los 11 y 13 años)" (Albores et al 2014; Mollá et al; 2015 como se cita en González et al; 2016).

Otras características que se asocian a las ALNS son la disregulación emocional, impulsividad, baja autoestima, estilo cognitivo de atribuciones internas negativas, animo deprimido, la ideación suicida se considera un precipitante de la conducta auto-lesiva en adolescentes con alta impulsividad (Madge, et al 2008; como se cita en González et al., 2016).

"Los conflictos interpersonales tanto familiar como escolar se han descrito sin embargo faltan estudios de carácter prospectivo que permitan delimitar el papel de los conflictos interpersonales en la etiopatogenia del comportamiento autolesivo" (González et al., 2016).

En cuanto a otros factores de riesgo de la conducta suicida, se asocian los trastornos psiquiátricos específicamente los trastornos afectivos, trastornos de la conducta y de la personalidad. Haber tenido un intento suicida previo, más del 40% lo han intentado en varias ocasiones. Se sugiere una secuencia en la conducta suicida: ideación suicida, amenazas suicidas, intentos de suicidio y el suicidio consumado. Los elementos cognoscitivos asociados con la conducta son la desesperanza, pobres habilidades de enfrentamiento y la pobre capacidad de resolver problemas interpersonales y la negativa de búsqueda de ayuda. Los factores psicosociales como son el abuso de alcohol y otras sustancias ya que disminuye la inhibición y es un precipitante del suicidio y factor de riesgo. Mayor inestabilidad familiar y social, los medios de comunicación masiva. Como factores precipitantes se identifican vivencias humillantes, fracaso escolar, fracaso laboral, rechazo, desilusiones con padres y novio (a), abuso físico o sexual en las mujeres. La ideación suicida y el acto suicida en los adolescentes son un problema de salud pública por su incremento considerable en México, se requieren estudios que para incidir en la prevención de la ideación y al acto suicida, en esta línea el foco de atención ésta en la población adolescente, un factor vinculado fuertemente es el intento suicida previo ya que se ha identificado fuertemente con el suicidio consumado (González-Forteza et al., 1996).

En México se ha identificado un mayor riesgo de conducta suicida en los jóvenes de 15 a 24 años, en cuanto al sexo las mujeres de 15 a 19 años tienen mayor riesgo, el estigma social y religioso permiten que se oculte o enmascare el suceso.

> "Hijar y cols.(1996) no es solo la presencia de los factores de riesgo sino la interacción lo que los convierte en factores de riesgo" como se cita en González- Forteza, Berenzon-Gorn, Tello-Granados, Facio-Flores, Medina-Mora, 1998.

El intento suicida se ha identificado ya como un predictor del suicidio consumado, así mismo en las muestras de adolescentes con intentos suicidas múltiples son también un predictor para suicidio consumado. En un estudio realizado en la Ciudad de México en 1,712 mujeres adolescentes estudiantes de enseñanza media y media superior comparado con un grupo de 30 mujeres hospitalizadas en el Hospital Psiquiátrico Infantil Juan N. Navarro, que tenían un rango de edad de 12 a 17 años, con edad promedio de 14.7 años, se observaron los siguientes resultados las adolescentes con mayor ideación suicida eran estudiantes de secundaria, obtenían calificaciones bajas y percibían su desempeño como regular y malo, el síntoma "pensé en matarme" estuvo presente en 30.7% de las escolares, en la muestra clínica el 56.7% había intentado quitarse la vida por primera vez, un 26.7% era la segunda vez, y un 16.7% había tenido tres o más intentos, el abandonar los estudios por más de seis meses, no vivir con ambos padres, ser hijas únicas o primogénitas. Respecto a la ideación suicida cabe destacar que los puntajes altos y su severidad hacen evidente la asociación de la ideación con el acto de intento suicida (González-Forteza et al 1998).

En cuanto a los factores genéticos se realizó un estudio genético para establecer la asociación de las variantes polimórficas del gen del trasportador de serotonina en pacientes adolescentes deprimidos con y sin antecedentes de intento suicida, y determinar si la presencia del genotipo "SS" estaba asociada a características específicas de la depresión. Participaron 53 adolescentes con diagnóstico de Depresión a quienes se les aplico una entrevista diagnóstica semiestructurada K-SADS, se les realizo una extracción de ADN genómico que se obtuvo por una muestra de sangre. De los 53 adolescentes, 29 eran mujeres (54.7%) y 24 hombres (45.3%), con un rango de edad de 12 a 17 años, en el periodo de agosto a diciembre del 2010, habían tenido diagnóstico de depresión con y sin intento suicida, de acuerdo a los criterios diagnósticos del DSM-III-R y DSM-IV, la toma de muestra de sangre para el análisis de genotipos y alelos fue mediante la reacción en cadena de polimerasa, en cuanto a los resultados se encontró que el 22.6% padecían de depresión, siendo este un diagnostico único, el 26.4 % presento un diagnóstico comorbido, el 34% tenían dos diagnósticos, el 11.3% contaban con tres diagnósticos, un 5.7% contaban con cuatro diagnósticos con o sin intento suicida, el 26.4 % presento al menos un intento suicida. En cuanto a los métodos utilizados en el intento suicida el 50% fue con sobre-ingesta de medicamentos, el 35.7% por ahorcamiento, el 7.1% fue una lesión punzocortante, y un 7.1% con lanzamiento al vacío. En cuanto a las diferencias entre grupo de suicidas y no suicidas, los adolescentes suicidas manifestaron como síntomas significativos: una disminución del apetito ($p = 0.025$), pérdida de peso ($p = 0.006$), y sensibilidad al rechazo ($p = 0.03$).

Los genotipos y los alelos no mostraron diferencias significativas entre los grupos de pacientes con depresión con y sin intento suicida. Sin embargó los pacientes con el genotipo "SS" tenían mayor frecuencia de Desesperanza ($p = 0.014$), mayor número de intentos suicidas ($p = 0.013$) (Sarmiento, Ulloa, Brenes, Camarena, Aguilar, Hernández, 2014).

Factores familiares relacionados a la conducta suicida en adolescentes

En varios estudios sobre factores de riesgo en pacientes con intento suicida, se ha destacado el papel de la familia, de las relaciones familiares, así como algunos aspectos socioculturales de la modernidad.

Un estudio realizado desde el consenso cultural en Jalisco, con 29 adolescentes, en donde respecto al sexo 26 fueron mujeres y 3 hombres, 16 eran estudiantes, con primaria completada, 6 desempleados y una dedicada al hogar, 4 eran empleados y 2 estudiaban y trabajaban. Todos habían presentado un intento de suicidio reciente con un promedio de 48 horas previas, sin trastorno psicótico ni consumo de sustancias. En los resultados se encontró que 26 adolescentes, señalaron como causa del intento de suicidio "problemas familiares". Estos problemas se agruparon en "violencia hacia el adolescente", "violencia entre los padres", "problemas entre hermanos", "problemas entre los padres"; 9 adolescentes señalaron problemas de pareja "separación de pareja" y "violencia entre pareja" y 6 adolescentes señalaron "sentirse solo". Los problemas familiares son considerados por los adolescentes como la principal causa del intento de suicidio. Esta referencia a los problemas familiares, pudiera ser por la deficiente satisfacción de las necesidades emocionales y afectivas de los adolescentes por las familias. Para el adolescente mexicano, la familia es la principal red de apoyo social para la subsistencia, las relaciones y los vínculos emocionales. Se podría suponer que los padres satisfacen primero las necesidades materiales y después las necesidades afectivas y de convivencia con sus hijos. Cuando se analizó lo que piensan al intentar suicidarse, las expresiones fueron "salir del problema" y "la única salida" situación que hace pensar que es válido culturalmente recurrir al suicidio como un recurso de afrontamiento a problemas interpersonales (Sánchez-Loyo et al, 2014).

En diversos estudios se ha asociado la calidad de las relaciones familiares con las conductas suicidas. Gencön y Or (2006), identificaron que a falta de sentido y desintegración familiar aumentan la probabilidad de suicidio en jóvenes; (Valadez et al., 2005) reportan que el manejo inadecuado de los conflictos, la agresividad en la familia y la comunicación familiar deficiente son factores de riesgo (Sánchez-Loyo et al., 2014 p. 1454).

En un estudio sobre prevalencias y factores asociados a la ideación suicida e intento suicida en estudiantes adolescentes de 14 a 19 años, realizado en escuelas públicas de nivel medio superior de toda la República Mexicana, en 149 escuelas representativas de todas las entidades federativas, con un total de 12, 424 adolescentes, en donde se aplicaron, un cuestionario auto-aplicado sobre ideación suicida, escala de suicidabilidad de Okasha, como variable dependiente se construyó de manera dicotómica. Se interrogo sobre el intento de suicidio: ¿alguna vez a propósito te has herido, intoxicado o hecho daño con el fin de quitarte la vida?; el nivel socioeconómico se construyó con el índice de Bronfman. En cuanto a la expectativa a futuro se pregunto ¿cómo te sientes respecto al futuro? con las siguientes respuestas: bien, con miedo, con incertidumbre. También se exploró en relación al consumo de alcohol y otras sustancias, consumo de tabaco, relaciones sexuales, abuso sexual, escalas para sintomatología depresiva, ansiedad, bajo rendimiento académico, bajo apoyo familiar y confianza en comunicación los factores asociados al intento suicida fueron: haber tenido relaciones sexuales, ya que se asocia significativamente al intento suicida en mujeres, las que han tenido presentan 65% más posibilidad en comparación con las mujeres que no las han tenido. La poca confianza en comunicarse con los padres aumenta a un 54% la presencia de intento suicida, el antecedente de abuso sexual incrementa en 57% este problema. Presentar sintomatología depresiva aumenta en un 51% la posibilidad de hacerse daño. Los estudiantes que consumen alcohol tienen una posibilidad 31% mayor de intentar suicidarse que los que no consumen. El consumo de tabaco estuvo fuertemente asociado al intento suicida (RM=2.57; IC 95% 1.67-3.97). Se identifica un incremento progresivo de presentar intento suicida al aumentar el número de síntomas de ideación suicida. Es decir, aquellos que contestaron afirmativamente cuatro síntomas de ideación suicida presentaron 127 veces más posibilidad de intentar suicidarse (Pérez, Rivera, Atienzo, De Castro, Leyva y Chávez, 2010).

En otro estudio realizado por González-Forteza y Andrade (1995), desde una perspectiva de género y la identificación de su relación con la sintomatología depresiva y la ideación suicida de los adolescentes del nivel superior media básica en la Ciudad de México, en donde participaron 423 adolescentes: 55.6% hombres y 44.4% mujeres, la media de edad fue de 13.86 +- 1.2 años. El 48.9% estudiaba en escuela particular y el resto 51.1% en escuela oficial. En cuanto a las características de la familia se encontró que el 75% de los progenitores vivía como pareja (casado/unión libre). El padre era el que aportada en dinero para gastos familiares (80.1%). Encontraron que las correlaciones intra-escala de relación con el padre en hombres y en mujeres, y las correlaciones producto-momento de Pearson fueron altas y positivas. En cuanto a la relación con la madre en ambos sexos todas las dimensiones se correlacionaron positivamente. En cuanto a los recursos de apoyo. En hombres y mujeres el apoyo familiar se correlaciono negativamente con el apoyo de amigos y con ningún apoyo. Los adolescentes preferían recibir ayuda, consejos y consuelo cuando tenían problemas con su padre o madre. En cuanto a la sintomatología depresiva e ideación suicida el patrón de correlaciones de género mostró que los hombres y las mujeres adolescentes, con un predominante estado de animo depresivo, tendieron a presentar también síntomas psicosomáticos y sentir que eran poco amigables y no les caían bien a los demás.

 En este mismo estudio se encontró que la relación de los varones adolescentes se observó que muestran concordancia entre las funciones del padre y la madre, ya que las escalas de afecto, comunicación y control se correlacionaron positivamente entre ambos padres, y quienes sentían que la comunicación con la madre no era frecuente, tendían a carecer del recurso de apoyo cuando tenían problemas, preferían no acudir ni con amigos ni con nadie. En las mujeres adolescentes se demostró que muestran concordancia entre las funciones del padre y la madre, ya que las escalas de afecto, comunicación y control se correlacionaron positivamente entre ambos padres y quienes sentían que la comunicación no era frecuente con su padre, preferían no acudir con nadie para recibir apoyo, cuando sentían que su madre no era afectuosa ni les expresaba su cariño preferían acudir con amigos cuando tenían problemas, cuando sentían que su madre no se interesaba por la comunicación preferían no acudir con nadie, referente a las correlaciones de las dimensiones anteriores con la sintomatología depresiva y la ideación suicida se pudo observar que el patrón fue diferente en uno y otro género. En los hombres adolescentes ninguna de las dimensiones se correlaciono al nivel de significancia con las dimensiones de sintomatología depresiva e ideación suicida, mientras que las mujeres si se detectaron correlaciones significativas en la dirección esperada. Las adolescentes que tendían a presentar manifestaciones anímicas del estado depresivo eran las que sentían que la comunicación con la madre era poco frecuente, por lo que no preferían el apoyo familiar. Esto indico que la comunicación con la madre y la preferencia por el apoyo familiar son dimensiones protectoras del afecto negativo. Quienes tendían a somatizar, no dormir bien y perder el apetito sentían poca comunicación con el padre. Este estudio demuestra la importancia que tiene en las mujeres adolescentes el tener una buena comunicación con el padre y la madre, se determinaron como indicadores protectores de la sintomatología depresiva y de la ideación suicida en las adolescentes. En este trabajo se pudo observar la importancia que tiene la congruencia armónica entre las funciones del padre y la madre, el establecimiento de lazos afectivos que contribuyan la comunicación familiar con los hijos adolescentes.

En cuanto al estudio del abuso sexual junto con la problemática suicida, es nuevo y ambos fenómenos se han ido convirtiendo en objeto de preocupación porque durante mucho tiempo se ha mantenido de manera oculta, hay pruebas de que el abuso sexual puede estar relacionado con el intento de suicidio en los adolescentes (Brown J, Cohen P, Jhonson J, Smailes E; 1999; Lipschitz DS, Winegar

RK, Hartnick E, Foote B, Southwick S; 1999; Shaunesey K, Cohen JL, Plimmer B, Berman; 1993), como se cita en González-Forteza et al (1995).

González-Forteza, Ramos, Vignau y Ramírez (2001), en un estudio de investigación con adolescentes de secundaria de la Ciudad de México, en donde participaron 936 estudiantes, el 54% eran hombres y 46% eran mujeres, se encontró, una importante proporción de alumnas que reportaron haber sido víctimas de abuso sexual o haber intentado suicidarse. Esta proporción se denominó definida; se detectaron tres mujeres por cada hombre, también el número de veces que fueron víctimas de abuso sexual, en promedio fue de dos veces en la vida, en los hombres fue de 1.6 veces en la vida. La edad de haber sufrido el abuso sexual fue de 9.5 años en hombres vs 8.1 años en mujeres. En ambos sexos tuvieron intento suicida una vez - 88.2% para los hombres y 79.6% en las mujeres - y una de cada cinco mujeres lo había intentado dos o más veces en su vida. El único o último intento en los hombres fue a los 11.1 años y en las mujeres a los 12.2 años. Los actos suicidas de los hombres se llevaron a cabo dos años antes y en las mujeres un año antes. El método más utilizado para suicidio en las mujeres fue medicamentos (42.7%) seguidos de lesión con arma punzocortante (38.8%). En los hombres fue objeto punzocortante (55.6%), lanzarse de alguna altura (11.1%) e intoxicarse con drogas ilegales (11.1%). El abuso sexual estuvo presente antes de intentar suicidarse.

Las niñas fueron víctimas de abuso sexual a más temprana edad que los niños, esto ocurre en ambos sexos. Se establece que las manifestaciones depresivas son propias del género femenino, puede haber un costo de género que haga más vulnerable a los hombres respecto al suicidio (González-Forteza y Andrade,1995).

Factores socioculturales relacionados a la conducta suicida en adolescentes

En cuanto a los aspectos socioculturales que se relacionan al suicidio y la conducta suicida hay pocas investigaciones. Blumenthal (1990), y otros autores han señalado un aumento en los suicidios en adolescentes desde 1960 a 1988, siendo la tercera causa de muerte en edades de 15 a 24 años actualmente, con un incremento de 5.2% por 100,000 habitantes en 1960; con un incremento a un 13.2 % en 1988 en los Estados Unidos. El diagnostico psiquiátrico más asociado al suicidio fue la Depresión, sin embargo, los diagnósticos psiquiátricos no establecen el riesgo para suicidio consumado.

En una investigación realizada por Ng (1996), con 61 adolescentes méxico-americanos, menores de 18 años, encontró las variables relacionadas al intento suicida fallido siendo una característica en este estudio, la edad, ya que tenían 15.1 años en promedio, el grado académico la mayoría se encontraban cursando el noveno grado, en cuanto al género fueron 40 mujeres (66%) y 21 hombres (34%), 58 eran solteros, 58 (85%) nacieron en los Estados Unidos y 7 (15%) nacieron en México, el lugar de residencia el Paso Texas con un promedio de 9.6 años de radicar ahí, en 14 (23%) se admitió antecedente de abuso sexual en la infancia, 32 (52%) había tenido consumo de sustancias, y 49 (80%) había planeado el intento suicida en menos de un día, 36 (59%) había tenido un intento suicida previo, en 9 (15%) se encontraba bajo efecto de alguna sustancia, 42 (69%) presentaron ingesta impulsiva de medicamentos. En cuanto a la severidad del intento suicida en 33 casos (54.09%) fueron de intensidad moderada, en estos casos se observó que 22 casos (67%) fueron por sobredosis, 23 casos (70%) no habían presentado un intento previo, 31 estaba conviviendo con alguno de sus padres biológicos cuando ocurrió en intento suicida.

En los casos de intensidad grave fueron 19 (31.14%), de estos en 5 casos (26%) tuvo antecedente de abuso sexual en la infancia, abuso de sustancias 12 casos (63%), historia de intento previo 11 casos (58%), intento con sobredosis 16 (84%) y 19 (100%) se encontraba con alguno de sus padres biológicos cuando presenta en intento de suicidio. El antecedente de tener un intento de suicidio previo es un factor de alto riesgo para cometer suicidio, está bien descrito en la literatura (Blumenthal, 1990) en este estudio estuvo presente en el grupo de intento suicida de alta severidad hasta en el grupo de severidad leve (p 0.03 ) sugiere una asociación con el suicidio consumado. Así mismo en el total de los casos de intento suicida de alta severidad se encontraban en convivencia con alguno de sus padres biológicos. Se sugiere la hipótesis de probablemente los estresores están asociados a las demandas de aculturación a las que estos adolescentes están sometidos ya que las familias en México suelen ser muy unidas a diferencias de las familias de los Estados Unidos, Ng (1996).

En una revisión sistemática en donde se realizó una búsqueda en América Latina y el mundo en general, con un rango temporal empleado entre los años 1978 al 2014 sobre la conducta suicida en pueblos indígenas se encontró una escasa literatura en el tema. El enfoque de estudio predominantemente cualitativo, estudios de caso, fenomenológicos, etnográficos y estados del arte (46%); seguido por los efectuados de tipo epidemiológicos descriptivos transversales, analíticos, longitudinales y revisiones sistemáticas (43%). En estos estudios de investigación se identificó que la pobreza, la muerte de personas queridas, rupturas y dificultades en las relaciones interpersonales significativas, dependencia y abuso de sustancias psicoactivas, antecedentes de violencia estructural e interpersonal, modos de producción y desarrollo y enfermedades físicas y mentales, se han relacionado con un aumento en el número de suicidios intentados y consumados por indígenas. Así mismo en la literatura se publica sobre el creciente cambio en los pueblos originarios con los pueblos occidentales hegemónicos, lo cual conlleva deculturación, perdida del territorio, cambios en el contexto geográfico circundante y ruptura de las formas tradicionales de organización social. Se comentó la presencia de barreras culturales dadas porque las problemáticas en salud se abordan de modo diferente desde la medicina occidental y la tradición indígena.

Varios documentos referenciaron problemas de salud mental sin especificar el tipo. Como principal problema asociado al suicidio se adujo el uso de sustancias psicoactivas (48%), en especial de los jóvenes. Al especificar el tipo de sustancia, el alcohol 75%, fue el que más se asoció, seguido de marihuana 18.75% y el tabaco 6.25%. Se abordó también el trauma histórico, en relación con el suicidio, como algo ocasionado por la violencia estructural que los pueblos dominantes han ejercido sobre los indígenas. Se indican otros problemas como depresión, violencia interpersonal, ansiedad, estrés psicológico y trastorno de posesión. Solo en 19 investigaciones se considero la variable de género, 61.2% trataron sobre suicidio en sujetos indígenas heterosexuales femeninos, 46.8% en heterosexuales masculinos y 7.2 % en homosexuales. Se alude a las inequidades de género como una causa del pensamiento e intentos suicidas. De los 149 documentos incluidos, 131 mencionan los pueblos estudiados. La mayoría corresponden a pueblos indígenas de Australia 31%, EEUU 18%, Canadá 25%, Brasil 11%, Colombia 9% y Nueva Zelanda 6%. El continente con mayor producción fue América 58%, se realizó en América del Norte (37%). El 82% de los documentos se escribió en el siglo XXI. El 81% fue escrito en inglés y el 14% en español, 5% en portugués.

En la actualidad se le considera al suicidio como un problema de salud pública a nivel mundial, se encuentra dentro de las primeras causas de muerte violenta en las personas de 15 a 44 años y la segunda en el grupo de edad de 10 a 24 años. El suicidio consumado entre los pueblos indígenas sobrepasa en incidencia al de la población general. En 2009 en un estudio realizado por la ONU señalo que las tasas de suicidio en los jóvenes guaraníes de Brasil, estaba 19 veces por encima de las nacionales y menciono índices de hasta 500 por cada 100 000 habitantes en pueblos como los Emberá de Colombia (contra 5.2 a nivel nacional). El informe ubicó al suicidio de los jóvenes indígenas en un contexto de discriminación, marginación, colonización traumática y perdida de las formas tradicionales de vida (Vargas, Villamizar, Puerto, Rojas, Ramírez, Urrego, 2017).

Discusión

Según la OMS en el año 2000, hasta un millón de personas se suicidaron anualmente en todo el mundo, ocurre un suicidio cada 40 segundos, en cuanto a la tentativa suicida ocurre de 10 a 20 intentos por cada suicidio consumado, es decir uno cada 3 segundos, en una hora ocurren 180 suicidios en el mundo. Los suicidios en México han tenido una similitud en el aumento al igual que los homicidios. En cuanto al fenómeno este se observaba en las décadas pasadas en los adultos mayores, sin embargo, actualmente se observa en la población infanto-juvenil en donde tenemos casos documentados en niños de 9 años y la población más afectada es de los 13 años a los 19 años y de los 19 años a los 23 años. En cuanto al comportamiento suicida o tentativa suicida se observa más en las mujeres que en los hombres, no así el suicidio que tiene una mayor prevalencia en los hombres. Los estudios de investigación que se han llevado a cabo, se han observado trastornos afectivos en los niños con intento suicida, también se han observado dos o más patologías comórbidas, en cuanto al género quedo establecido como factor de riesgo para el suicidio ser hombre y para el comportamiento suicida ser mujer. En cuanto a las auto-lesiones no suicidas (ALNS) fueron más comunes en las niñas y adolescentes menores de 13 años, siendo esta manifestación un factor de riesgo para cometer suicidio. El iniciar la vida sexual en las mujeres represento un factor de riesgo para la conducta suicida y el suicidio. En los hombres el consumo de algunas sustancia, tabaco y alcohol representaba un factor de riesgo para suicidio. En cuanto a la variable relacionada con haber sufrido abuso sexual en la infancia fue asociada en ambos sexos con el comportamiento suicida. El haber tenido un intento suicida previo favorece fuertemente consumar el suicidio. El tener un intento de suicidio de alta letalidad se asocia fuertemente a haber tenido consumo de alguna sustancia, el tener problemas familiares y el haber sufrido un abuso sexual en la infancia. En cuanto a la funcionalidad familiar quienes presentaban mayor riesgo suicida eran los niños y adolescentes en los que la familia tenía disfuncionalidad, identificando problemas de comunicación, falta de autoridad y supervisión de los hijos. Hasta el día de hoy se cuenta con poca información sobre ALNS, comportamiento suicida y suicidio, ya que el fenómeno es poco estudiado, las investigaciones han aportado datos en relación a los factores de riesgo para a conducta suicida, en tanto que para el suicidio hay menos información. Este fenómeno es multifactorial situación que dificulta su estudio. Es sorprender saber que una población de alto riesgo sea la población indígena con tasas 19 veces más altas a la población normal, también identificar que la población indígena en el mundo entero es víctima de discriminación en la investigación, ya que estas poblaciones no suelen ser objeto de estudio. En México no se cuenta con programas de prevención, alguna norma oficial mexicana o decreto para la atención del suicidio, ni tampoco se tienen planes y programas de atención estandarizados para esta población ya que este fenómeno en niños y adolescentes es nuevo, actualmente estamos aprendiendo a detectar y a tratar, esta condición, reconocida incluso por la Academia Americana de Pediatría, quienes han señalado que no se tenía conocimiento de estos casos y por lo tanto no se conoce sobre los abordajes terapéuticos que se deben realizar con estos niños y adolescentes, por lo que todos estamos aprendiendo a tratar profesionalmente, es decir estamos todos en la atención y la rehabilitación del caso a tratar, esta atención brindada en las salas de urgencias y en los consultorios nos ubica en el segundo y tercer nivel de atención, debiendo reflexionar sobre la atención en un primer nivel de atención.

Retomando las estadísticas sobre el suicidio, si aplicamos las tasas de suicidios a la estimación de la población en 2050, los números absolutos se elevarían a seis mil, un aumento de 21% en números absolutos, lo que en un momento dado podría superar los homicidios, situación que ocurre en otros países. En cuanto al intento suicida fallido en México esta subestimado, la OMS estima de 20-40 intentos suicidas fallidos por cada suicidio consumado. Finalmente es necesario establecer políticas públicas que impacten en la prevención del suicidio ya que este es prevenible. Aunado a que ser este un grupo vulnerable por tratarse de la infancia que son el futuro de una nación.

## Referencias

Bertolote, JM; Fleischman, A; (2002) A global perspective in the epidemiology of suicide Suicidologi Arg 7 (2) 6-8
https://iasp.info/pdf/papers/Bertolote.

Blumenthal S; (1990) Suicidio juvenil: factores de riesgo, evaluación y tratamiento de pacientes adolescentes y adultos jóvenes con suicidio. Psych Clin 13 (3) pág 511–556 DOI
https://doi.org/10.1016/S0193-953X(18)30357-5

Gómez-Restrepo, C;............ González, L; (2016) Encuesta Nacional de Salud Mental Colombia 2015 Revista Colombiana de Psiquiatría 45(1) 2-8 DOI: 10.1016

González, S: Vasco-Hurtado; Nieto-Betancurt; (2016) Revisión de la literatura sobre el papel del afrontamiento en las autolesiones no suicidas en adolescentes. Cuadernos Hispanoamericanos de Psicología 16 (1) 41-56 ISSN 1657-3412

González-Forteza, C; Ramos, L; Vignau, B; Ramírez, V; (2001) El abuso sexual y el intento suicida asociados con el mal estar depresivo y la ideación suicida de los adolescentes. Salud Mental 24 (6) 16-25 ISSN 0185-3325

González-Forteza, C; Andrade, P; (1995) La relación de los hijos con sus progenitores y sus recursos de apoyo: correlación con la síntomatología depresiva y de la ideación suicida en los adolescentes mexicanos. Salud Mental 18 (4) 41-56 ISSN 0185-3325

González-Forteza, C, Borges G; Gómez, C; Jiménez, T; (1996) Los problemas psicosociales y el suicidio en jóvenes. Estado actual y perspectivas. Salud Mental 19 (1) 33-38 ISSN 0186-3326

González- Forteza, C; Berenzon-Gorn, S; Tello-Granados, AM; Facio-Flores, D; Medina-Mora, ME; (1998) Ideación suicida y características asociadas en mujeres adolescentes. Salud Publica de México 40 (5) 1998 **ISSN: 0036-3634**

Hernández-Bringas, H; Flores-Arenales, R; (2011) El suicidio en México. Papeles de Población. UNAM Vol. 17 (68) 69-101 ISSN 2448-7147, ISSN 1405-7425

Pérez, A., Rivera, R; Atienzo, E; De Castro, F; Leyva, L; Chávez, A; (2010) Prevalencia y factores asociados a la ideación e intento suicida en adolescentes de educación media superior de Republica Méxicana Salud Publica de México 52(4) Jul-Ago ISSN : 0036-3634

Mosquera, L; (2016) Conducta suicida en la infancia: Una revisión crítica Revista de psicología clínica con niños y adolescentes Vol.3 (1) 9-18 ISSN 2340-8340

Moron P. (1987). El suicidio ¿Qué sé? (Ed) Presses Universit Aires de France Publicaciones Cruz O. pag 46. ISBN: 968 20 01781 Francia.

Ng, B; (1996) Charasteristics of 61 mexican american adolescents who attempted suicide . Hispanic Journal of behavioral sciences 18 (1), 3-12. DOI :

https//doi.org/10.1177/07399863960181001

Sánchez-Loyo, L; Morfín, L; García de Alba J; Quintanilla M; Hernández M; Contreras P; Cruz G; (2014) Intento de suicidio en adolescentes mexicanos: Perspectiva desde el Consenso cultural. Acta de investigación Psicológica 4 (1), 1446-1458

Sarmiento HE; Ulloa FR; Brenes PM; Camarena MB; Aguilar GA; Hernández MS;
(2014) El polimorfismo 5-HTTLPR y el intento suicida en adolescentes deprimidos.
Salud mental Vol. 37 (2) 1-9 ISSN 0185-3325

Vargas, E; Villamizar, G; Puerto, L; Rojas, V; Ramírez, M; Urrego, M; (2017) Conducta suicida en pueblos indígenas: una revisión del estado del arte. Revista de la Facultad de Medicina 65(1) 129-135 DOI: 10.15446

# PSICOSIS CANNÁBICA DEL TIPO PARANOIDE POR EL USO COMBINADO Y EXCESIVO DE MARIGUANA Y ALCOHOL EN UNA MUESTRAS DE PACIENTES FEMENINAS.

Rafael J. Salín-Pascual

<u>Reporte de Casos</u>

Profesor Titular de TC-C Definitivo Departamento de Psiquiatría y Salud Mental

Facultad de Medicina Universidad Nacional Autónoma de México    rafasalinpas@gmail.com

## RESUMEN

 Se reportan ocho casos de pacientes del género femenino con psicosis relacionada a mariguana y consumo de alcohol. Fueron pacientes entre 28 y 66 años, todas con niveles de estudio por arriba de licenciaturas, y que iniciaron su consumo ocasional de mariguana en la adolescencia. Su patrón de consumo de mariguana aumento con el tiempo con una dispersión de 3 a 8 cigarrillos al día. En los ocho casos hubo consumo de alcohol por los menos de dos a tres veces por semana.

   Todas respondieron a tratamiento con antipsicóticos en tun tiempo promedio de dos a cuatro semanas. El resto de los medicamentos como apoyo sintomático fueron clonacepam y mirtazapina.

   Se concluye que la falta de información y minimización del efecto psicotomimético de la mariguana es un factor que actúa a favor de la psicosis por considerar la potencia de la mariguana por debajo incluso de la nicotina. Se requiere de información y de manual es de procedimientos al primer nivel para lidiar con este problema

MARIGUANA – PSICOSIS – ALCOHOLISMO – MUJERES JOVENES

ABTRACT

This is a report of eight cases of female patients with psychosis related to marijuana and alcohol consumption. They were patients between 28 and 66 years old, all with levels of academic studies above bachelor's degrees, and who started their occasional consumption of marijuana in adolescence. Their pattern of consumption of marijuana increased over time with an interval of 3 to 8 cigarettes a day. In all eight cases there was alcohol consumption at least two to three times a week.

All responded to treatment with antipsychotics in an average time of two to four weeks. The rest of the medications were symptomatic support: clonazepam and mirtazapine.

It is concluded that the lack of information and minimization of the psychotomimetic effect of marijuana is a factor that acts in favor of psychosis because it considers the potency of the marijuana below even nicotine. Information and procedures are required at the first level to deal with this problem.

MARIJUANA -- PSYCHOSIS – ALCOHOLISM – YOUNG WOMEN

## INTRODUCCIÓN

El uso del cannabis es ancestral, se tienen reportes en China y la India, de por lo menos 5000 años. Se ha propuesto que fueron las invasiones de los ejércitos franceses de Napoleón, los primeros que documentan el uso de la mariguana como analgésico. La planta tiene usos múltiples, desde la fabricación de cuerdas, aceite para iluminar, pintura para cubrir madera, y otras, sin embargo, en la actualidad se el cultiva por sus fines adictivos[1].

Las sustancias psicoactivas de la mariguana se llaman cannabinoides y sus diferencias en estructuras químicas explican sus diferentes acciones. Los dos mas estudiados son el Delta-9 tetra hidro canabinol (THC) y el cannabidiol (CNB). Este último está presente en el 40 % de los estratos de la planta, y no tiene propiedades psicoactivas, y quizás si pueda ser el que explique los usos medicinales. Por otro lado, el THC si tiene efectos psicoactivos importantes, incluso puede inducir ansiedad y paranoia, El porcentaje e interacción del THC y CNB, pueden ser la diferencia en una persona entre los llamados "buenos viajes" y "malos viajes"[2-4].

EL THC actúa sobre los receptores CB-1, como agonista, estos receptores se encuentran en mayor densidad en la corteza cerebral. Este es un receptor metabotrófico con siete dominios transmembranales, acoplado a proteína G pero que tiene cierta regulación de influjo de calcio e influjo de potasio. Se les localiza en neuronas con receptores GABA y con receptores glutamatérgicos, El receptor CB-2 se localiza en el sistema inmune y en células hematopoyéticas y el THC es un agonista parcial[5].

Los datos epidemiológicos de los Estados Unidos de Norteamérica indican que el consumo excesivo de alcohol es altamente comórbido con el de nicotina y mariguana entre los adultos jóvenes. Se analizaron cuatro grupos de datos de una muestra nacionalmente representativa de adolescentes y encontraron vías de desarrollo similares para consumo excesivo de alcohol, uso de nicotina y mariguana por paramiento de género: las mujeres tienden a involucrarse en niveles más altos de uso de sustancia en la adolescencia temprana, mientras que los hombres exhiben mayores aumentos a través del tiempo y mayores niveles de uso en la mitad de la adolescencia y la adultez temprana[6, 7]. Una limitación significativa del estudio es que las trayectorias de desarrollo para las tres sustancias se derivaron al ajustar modelos de crecimiento cuadrático que pre-especificaron una forma simple para los cambios de desarrollo, lo que puede contribuir a la similitud en las trayectorias entre las sustancias. Además, la mayoría de los estudios longitudinales existentes sobre abuso de sustancias, incluyen muestras predominantemente blancas o muestras de universidades. Hasta donde sabemos, ningún investigador ha caracterizado las trayectorias específicas de género del consumo excesivo de alcohol, el uso de nicotina y el consumo de mariguana en muestras minoritarias que corren el riesgo de abandono y los resultados perjudiciales relacionados, como el abuso de sustancias. Sin embargo, este tipo de análisis puede tener implicaciones importantes para la prevención y la intervención y, por lo tanto, es necesario en el campo[7, 8].

Los investigadores informan que el inicio temprano del consumo de alcohol es altamente predictivo del consumo excesivo de alcohol y del desarrollo de enfermedades vinculadas al alcoholismo investigaron la asociación entre el inicio temprano del uso de la nicotina o el consumo de mariguana y el consumo excesivo de alcohol entre los estudiantes de secundaria durante un año académico[9-11]. Una limitación importante de su estudio, sin embargo, es que la asociación entre el inicio temprano del consumo de nicotina o mariguana y el consumo excesivo de alcohol se estableció sin tener en cuenta el efecto del inicio temprano del consumo de alcohol. Por lo tanto, no está claro si la asociación observada es simplemente una manifestación de la mayor probabilidad de ser bebedores de inicio temprano entre los consumidores de nicotina o mariguana de inicio temprano. Además, una posible diferencia de género en dicha asociación podría tener implicaciones importantes para la intervención específica de género, pero aún no se ha examinado[9-11]. Por lo tanto, es una pregunta de investigación abierta a la investigación. Además, la mayoría de los estudios existentes revisados anteriormente se basaron en muestras predominantemente blancas por lo que los resultados pueden no ser generalizables para la población minoritaria de alto riesgo.

Se ha reportado que la intoxicación aguda con mariguana afectaba mínimamente el rendimiento cognitivo complejo de los fumadores diarios de mariguana. Es posible que las pruebas cognitivas utilizadas fueran insensibles a los efectos cognitivos relacionados con la mariguana. En un estudio reciente, se registraron señales electroencefalografías (EEG) a medida que los consumidores diarios de mariguana realizaban pruebas adicionales de memoria operativa inmediata y memoria episódica retrasada, antes y después de fumar mariguana.

Los voluntarios de investigación (N = 24), que informaron fumar ~24 cigarrillos de mariguana por semana completaron este estudio. Los participantes completaron tareas cognitivas computarizadas básicas, fumaron un solo cigarrillo de mariguana (0%, 1.8% o 3.9% Δ9-THC w / w) y completaron tareas cognitivas adicionales; las sesiones fueron separadas por al menos 72 horas. Los efectos cardiovasculares y subjetivos también se evaluaron a lo largo de las sesiones[12, 13].

En los resultados no se observó que la mariguana alterara significativamente la precisión del rendimiento general, aunque el fármaco aumentó los tiempos de respuesta durante el rendimiento de la tarea e indujo un sesgo de respuesta hacia el etiquetado de palabras "nuevas" que se habían visto previamente en la tarea de memoria verbal episódica. La mariguana redujo la amplitud del potencial evocado de la onda lenta en la tarea de memoria episódica y disminuyó la amplitud P300 y la potencia del EEG en la banda alfa en la tarea de memoria de trabajo espacial. La frecuencia cardíaca y las clasificaciones de efecto subjetivo "positivo" se incrementaron en una manera dependiente de la concentración de Δ9-THC[14, 15].

En relación con los hallazgos previos con usuarios infrecuentes de mariguana, los usuarios frecuentes de este estudio exhibieron efectos neurofisiológicos similares, pero efectos de rendimiento más sutiles. Estos datos enfatizan la importancia de tener en cuenta las historias de consumo de drogas de los participantes en la investigación y el examen de múltiples medidas cuando se investigan los efectos relacionados con la mariguana en el funcionamiento cognitivo.

¿Quién es propenso a desarrollar psicosis por uso de mariguana?

Aquí hay dos modelos, aquellos que tienen esquizofrenia y fuman mariguana, en donde es difícil separa la causalidad del fenómeno. Y los que fuman mariguana desarrollan psicosis paranoide, y remiten[16]. La neuroanatomía del hipocampo se ve afectada por las variaciones genéticas en los genes candidatos dopaminérgicos y los insultos ambientales, como el inicio temprano de la exposición crónica al cannabis. Aquí, examinamos cómo los volúmenes total y subregional del hipocampo se ven afectados por el uso de cannabis y polimorfismos funcionales de genes relevantes para la dopamina, incluyendo los genes de la enzima catabólica de las catecolaminas la catecol-O-metiltransferasa (COMT), el transportador de dopamina (DAT1) y el factor neurotrófico derivado del cerebro (BDNF). Los hallazgos sugieren que la exposición al cannabis altera la relación normal entre el polimorfismo DAT1 y la anatomía de los volúmenes del hipocampo total y subregional, y que las subregiones específicas del hipocampo pueden verse particularmente afectadas[17].

En los últimos treinta años, ha aumentado la evidencia de que el consumo de cannabis aumenta el riesgo de psicosis que podría convertirse en esquizofrenia en una proporción elevada de casos. Durante la última década se han publicado muchos estudios que aclaran la asociación entre el consumo de cannabis y la psicosis. Una búsqueda sistemática arrojó catorce estudios de cohortes llevados a cabo, en nueve cohortes y nueve estudios de casos y controles[18]. Cuando los resultados de estos estudios se toman en conjunto, apoyan inequívocamente que el consumo de cannabis es un factor de riesgo independiente para la psicosis y también puede dar lugar a trastornos psicóticos crónicos como la esquizofrenia. Existe un vínculo dependiente de la dosis porque el uso más frecuente se asocia con un mayor riesgo [19]. Los estudios también muestran que el consumo de cannabis en la adolescencia está asociado con un mayor riesgo de desarrollar psicosis que el inicio del uso del cannabis en la adultez. Se necesitan más estudios para explicar esta asociación, ya que los trastornos psicóticos tardan años en evolucionar y sigue siendo difícil medir tanto la variable explicativa como la respuesta y su compleja relación. Los resultados enfatizan la necesidad de mejorar el conocimiento público sobre las posibles consecuencias del consumo de cannabis y el hecho de que no se puede predecir quién experimentará la psicosis transitoria y quién desarrollará un trastorno psicótico crónico[20].

La polémica central a mariguana y psicosis se centra en la causalidad de la primera sobre el desarrollo de esquizofrenia. En la mayoría de los estudios, del tipo reportes de casos, se tiene documentado que en el seguimiento a tres años hay un 50 % de trastorno esquizofrénico [19, 21]

Los mecanismos neurobioquímicos para el desarrollo de una psicosis paranoide por uso crónico de mariguana es un aumento en el recambio de dopamina especialmente en las zonas mesolímbica y una alteración en el número de receptores cannabinoides tipo CB1 así como una hipersensibilidad de estos[22]. Se ha propuesto un modelo a automedicación en pacientes con inicio de primer episodio de esquizofrenia. Esta hipótesis es similar al uso de nicotina en pacientes con esquizofrenia como un mecanismo para aumentar el filtrado de las señales sensoriales en el tálamo en donde hay una densidad elevada de los receptores de nicotina alfa-7[23]. En el estado de esquizoforia, en donde los pacientes presentan dificultades de autopercepción, alucinaciones auditivas y/o pensamiento sonoro, el uso de mariguana puede atenuar estas manifestaciones, pero esta estrategia resulta poco eficaz por el aumento en el recambio de dopamina en estriado.

La prevalencia estimada de psicosis en usuarios de mariguana es reducida de 1 a 2 %, pero no deja de ser un factor que deba minimizarse, sobre todo por un posible mecanismo de inicio temprano de la esquizofrenia. Dentro de los factores de riesgo están el consumo de cannabis desde la adolescencia e incluso pubertad. Trastornos de la personalidad , como personalidad antisocial. Se ha reportado que después de la remisión, puede haber recaídas si se vuelve a consumir cannabinoides[24-27].

## MÉTODO

Este es un reporta de ocho casos de pacientes usuarias de mariguana, nicotina y alcohol, que desarrollaron psicosis paranoide con una remisión completa, tan pronto se limitó el uso de mariguana y en un par de casos de alcohol y nicotina. Las pacientes, todas del genero femenino, acudieron a la consulta cuando ya mostraban episodios severos de psicosis paranoide. En la tabla 1 se pueden ver sus variables demográficas, tiempo de uso de mariguana y numero de cigarrillos por día antes del inicio de la enfermedad.

## TABLA 1

| Paciente | Edad | Escolaridad | Ocupación | Consumo de ETOH | Consumo nicotina |
|---|---|---|---|---|---|
| MC | 32 | Doctorado | Investigadora | Si | Si |
| PG | 34 | Licenciatura | Psicóloga | Si | Si |
| MCC | 28 | Especialista | Psiquiatra | Si | Si |
| MI | 30 | Maestría | Neuróloga | Si | Si |
| MDP | 66 | Licenciatura | Modista | Si | No |
| AT | 39 | Especialidad | Ginecóloga | Si | Si |
| ML | 55 | Maestra | Directora | Si | Si |
| EL | 45 | Especialista | Anestesiología | Si | Si |

En todos los casos el consumo de nicotina fue de por lo menos una cajetilla diaria (20 cigarrillos), y etanol, llegar a la embriaguez por lo menos un par de veces diarias.
\* Por lo menos cinco cigarrillos por semana (años de consumo)

Las pacientes del género femenino fueron reclutadas en un periodo que comprende desde el 2006 al 2017 a un consultorio particular o como referencias de un hospital particular del servicio de urgencias en donde el investigador es consultante de psiquiatra. Las edades van de 32 a 66 años (Promedio 41.1 $\pm$ 13.4 años). La escolaridad en años fue nivel superior fue de 13.5 $\pm$ 4.5 años. El tiempo de consumo de cigarrillos de mariguana, de por lo menos cinco por semana fue en promedio de 5.1 $\pm$ 3.18 años. Mientras que el de nicotina y alcohol fue claramente en todos los casos de mayor de diez años.

## RESULTADOS

Se reportan ocho casos de pacientes del género femenino con psicosis relacionada a mariguana y consumo de alcohol. Fueron pacientes entre 28 y 66 años, todas con niveles de estudio por arriba de licenciaturas, y que iniciaron su consumo ocasional de mariguana en la adolescencia. Su patrón de consumo de mariguana aumento con el tiempo con una dispersión de 3 a 8 cigarrillos al día. En los ocho casos hubo consumo de alcohol por los menos de dos a tres veces por semana. Las edades que se muestran en la Tabla1 corresponden a la fecha de presentación en el consultorio o en el servicio de urgencias.

A continuación, se hace la presentación de las viñetas de los casos mas representativos del grupo anterior de pacientes.

VIÑETA 1

MC de 32 años, presentó un consumo ocasional de mariguana durante su licenciatura en la Faculta de Ciencias de la UNAM, centrado a los fines de semana, en donde era además poli usuaria de alcohol, cocaína, éxtasis y nicotina. En los estudios de maestría y doctorado, hubo una remisión de todo este consumo, ubicado los fines semana y exclusivamente alcohol, llegando a la embriagues y presentando episodios de amnesia lacunar ("black outs").

Al terminar su doctorado, se marcha a Europa por cuatro años, en donde vuelve a un consumo exagerado de mariguana, de cuatro a seis cigarrillos al día. Una cajetilla de cigarros de nicotina diaria y consumo de alcohol los fines de semana, llegando a la embriaguez. De regreso a México, persiste en este patrón de consumo de drogas y en ocasiones utiliza cocaína. Al mes de regresar hace un cuadro psicótico paranoide, en donde la estructura delirante se centra en una persecución por parte de los choferes de UBER, con la existencia de un complot para impedir que sea contratada en uno de los Institutos de Salud en donde laboraba. Tiene alucinaciones auditivas, se mantiene escuchando el radio de su automóvil, porque dice que ahí le envían mensajes en clave y que la palabra clave para saber que le hablan a ella es "botella".

Se le prescribe risperidona 1 mg por la noche y clonacepam 1 mg dos veces al día. Se agrega a la semana escitalopram 10 mg, y el cuadro psicótico, remite en un lapso de dos semanas. Hace crítica de lo que le había pasado como poco probable que pudiera ser cierto. Después de seis meses tuvo una remisión por completo de su sintomatología. En el seguimiento a un año se mantiene en abstinencia de mariguana, fuma menos de cinco cigarrillos de nicotina al día y toma ocasionalmente sin llegar a la embriaguez.

VIÑETA 2

PG, paciente femenina de 34 años, a lo largo de su licenciatura en psicología en universidad particular, inicia a tomar alcohol y ocasionalmente mariguana. Los jueves que no tienen clases sus compañeros hacen consumo de alcohol, y ella desarrolla un patrón de consumo prolongado de jueves a domingo. Al cabo de tres años, desarrolla síndrome de supresión al alcohol, con ansiedad, insomnio, temblor en extremidades, vómito incoercible. El último año en la universidad, a su decir inducido por su novio empieza a fumar mariguana y nicotina. La primera dos a tres cigarrillos al día, la segunda de 10 a 20 cigarrillos diarios.

Después de cuatro días de ingesta alcohólica se le pierde en un bar al novio y la vuelven a ubicar en una casa particular en donde apareció dormida en una tina de baño vestida, el dueño de la casa que había participado en un seguimiento de una fiesta (After), pero no se acordaba de conocer a la mujer PG o de cómo llegó a su domicilio. Al despertarla la notó desorientada, y le pidió sus identificaciones con la cual localizaron a su madre.

Al revisarla en el consultorio estaba desorientada en tiempo y espacio. Decía que el señor que la reporto la había secuestrado, sin embargo, también a un amigo del novio, que había viajado con ella a la casa del "after", en trayecto, le dijo que su novio la quería inducir a que se prostituyera, que por favor la escondiera. En el momento del interrogatorio se dijo victima de una trata de blancas, fantaseaba que tenía mas de un año perdida y que había estado trabajando como sexo servidora, y que por eso el cartel "Unión Tepito" la buscaba.

Se le hospitalizó por una semana, en donde se le hidrató, se le dio risperidona 2 mg por la noche, mirtazapina 15 mg por la noche y medio miligramo de clonacepam cada 12 horas. Se pidió valoración ginecológica, y no se reportó evidencias de lesiones en el área perineal. Se hicieron cultivos para clamidia (negativos) y se inicio una profilaxis para VIH a petición de los familiares.

PG fue dada de alta, aun que no recordaba lo sucedido con respecto a las 72 horas que estuvo desaparecida. Sin embargo, ya consideraba absurdo lo de haber sido abusada o bajo presión en trata de blancas. Se ha mantenido por seis meses en abstinencia de alcohol y mariguana, fuma ocasionalmente. No se detectan síntomas de psicosis en la actualidad. Uso medicamentos antipsicóticos por tres meses.

## VIÑETA 3

ML, 55 años, es una directora de una empresa bursátil, con antecedentes de alcoholismo en la familia por parte paterna. Ella fue toda su vida bebedoras social, con algunos episodios de amnesia lacunar. En su nueva posición, dice que, por cuestiones laborales, está mas expuesta a consumo de alcohol, y en ocasiones de mariguana. Ella tiene un nivel socio económico alto, y empieza a consumir alcohol los fines de semana y también mariguana. El proveedor es su chofer, pus ella es viuda y sus dos hijas viven con el padre. Este patrón de ingesta de alcohol y mariguana los fines de semana ocurre por mas de un año y en unas vacaciones de diciembre, las tres semanas se mantiene consumiendo todos los días alcohol, mariguana y nicotina. Es el chofer el que se alarma pues a fin de cuentas empleado de ML no puede rehusarse a seguir siendo el que le consiga las drogas, Sin embargo, avisa a una de las hijas, que acude a ver a su madre y después de ver el estado en que se encuentra la lleva a mi consulta.

Me encuentro a una mujer en edad aparente mayor a la que dice tener, desaliñada, deshidratada, con temblor en manos y quijada, con dificultades para articular lenguaje, desorientada en tiempo y espacio. No puede enumerar los nombres de sus cinco nietos. La explicación del porque no salió tres semanas de su casa, es porque recibió amenazas de muerte o de secuestro de su ex marido, el cual viven en Dallas Texas. No puede armar un delirio coherente con la información que da respecto al marido. Se le interna por un periodo de una semana, se le hace la prescripción de risperidona 2 mg por la noche, pero con esta dosis desarrolla acaticia moderada y se le cambia a quetiapina 25 mg por la noche que tolera de manera adecuada, Antes de salir del hospital ya se encuentra orientada, hace critica de las amenazas de su ex esposo y las reconoce como absurdas, acepta ir a un grupo de Alcohólicos Anónimos, y por ser creyente católica, hace una jura religiosa por seis meses. En el memento actual después de seis meses esta asintomática, no consume ninguna sustancia adictiva.

## VIÑETA 4

MDP es una modista de nacionalidad francesa de 66 años de edad, toda su vida a tomado vino. Tiene antecedentes personales patológicos psiquiátricos de enfermedad Bipolar Tipo 2. La cual ha sido tratada de manera intermitente con litio hasta 900 mg al día con buenos resultados, hasta que desarrollo hipotiroidismo. Desde entonces ha estado sin tratamiento para su alteración bipolar y se auto medicó para el insomnio con alcohol al inicio de este y luego ingestas repetidas a lo largo de la noche, También alguna amistad le recomendó mariguana para la llamada "cruda". No puede recordar si la alivió de esto, pero si se aficiono a fumar hasta cuatro cigarrillos de mariguana por día. Al cabo de dos años con este patrón de alcohol (de uno a dos litros por noches), y mariguana cuatro a seis cigarrillos al día, desarrolla un estado de alucinosis, en donde si bien hace critica a las voces que escucha diciendo que deben ser por las drogas que usa, lo anterior se combina con un estado de hipomanía, con copras compulsivas, irritabilidad, desinhibición sexual y un intento de suicidio, mediante cortes superficiales en ambos brazos. Es llevada al servicio de urgencias de hospital particular, de donde me consultan para su evaluación y tratamiento.

Me encuentro a una mujer delgada, que está con huellas de sedación (le han administrado clonacepam y olanzapina para poder trasladarla de su casa al hospital a petición de una de sus hijas). Ambos brazos están vendados, y me informa el médico internista de urgencias, que la paciente se rehúsa a hablar en castellano, y no deja que su hija este dentro del cubículos de urgencias, Le preguntó a MDP que quien la trajo a ese sitio en francés, y abre muy grande sus ojos. Luego me dice que si soy de la embajada de Francia, le digo que si, que como la puedo ayudar. Me dice que su hija y yerno la quieren enviar al asilo para quedarse con su empresa, pero que ella está mas cuerda que todos en su casa. Hay un estado paranoide respecto a sus dos hijas y los marido, me dice que la odian y que no e han llevado a los nietos desde hace dos meses. No puede seguir el curso normal del pensamiento, y pasa de un tema a otro, le comento que la noto un poco acelerada, y que si siente que en su cabeza sus pensamientos van muy rápido, acepta tener taquipsiquia, y que ya ha empezado a oír voces. Me dice que es una enferma bipolar y que la última vez que la internaron por eso fue en Paris cuando tenía 18 años en La Salpétriere, le digo que lo conozco, que ahí hay un auditorio dedicado a Charcot un celebre neurólogo frances.

Se le deja la olanzapina 5 mg por la noche, ácido valproico 600 mg LP tambien por la noche y riperdal 1 mg por la noche. Se da de alta en tres días, y se la hecho seguimiento por seis meses. Sigie solo con ácido valpróico y con la olanzapina en las dosis iniciales. Se le pide a las hijsa que tenga una cuidadora las 24 horas, que puede fungir como su secretaria pero sobre todo para la supervisión de sus medicamentos. La paciente remitio de su sintomatología a los tres meses y regreso con una hermana que vive en Montpelliere, Francia. Esta bajo supervición del Dr. Michel Billiard ,Decano de la Facultad de Medicina, neurólogo y especialista en trastornos del domir (amigo personal del autor).

## DISCUSIÓN

El resto de las pacientes estudiadas tuvieron un comportamiento similar a las viñetas que se han ejemplificado. Todas con un nivel de escolaridad y de ingresos elevados, lo cual les permite adquirir las drogas en cantidades elevadas, que les hace utilizarlas por atracones. Ademas de mariguana, nicotina y alcohol. De manera ocasional se utilizó cocaína, que es considerada como una sustancia que abate la intoxicación con alcohol, lo mismo que el uso de bebidas energizantes del tipo del "Red Bull", "Monster", "Burn", "Dakota Energy Drink".

Pero no nos dejemos engañar porque aunque "aparentemente" el consumo combinado de ambas drogas contrarresten los efectos negativos de cada una de ellas, su combinación incrementa el potencial tóxico de ambas sustancias por separado, y no sólo eso, sino que al llegar al hígado se produce otra tercera sustancia llamada cocaetileno. Esta sustancia es más tóxica y permanece en sangre durante más tiempo debido a su lento proceso de eliminación. Existen concentraciones de cocaetileno más significativas cuando el alcohol se administra previamente a la cocaína. [13, 28]

Uno de los problemas que se detecó en todas las pacientes, fue su total desconocimiento de que la mariguana puede producir psicosis y otros deterioro cognitivo. Si tomamos en cuenta de que cuatro de las pacientes eran médicos (viñetas no presentadas), con especialidades o programas de doctorado, de inmediato nos pone en alerta sobre la distorcion cognitiva del usuario de mariguana, la cual calificaron como menos dañina que el cigarrillo Ante la reflexión "a posteriorI" sobre lo ocurrido, seis de las ocho pacientes se lo atribuyeron a malos viajes y a a calidad de las mariguanas fumada.

## CONCLUSIONES

Hay una distorción severa sobre los efectos del uso de la mariguana. Las psicosis en jovenes en la segunda década de la vida son frecuentes. El nivel socio económico y cultural, no parece estratificar a los usuarios de esta droga. En pesonas mayores de 30 años la psicosis por mariguana tiene bune pronçostico, es baso de fumadores ocasionales. Se requieren programas de información y manuales de procedimientos para limitar y prevernir el daño.

REFERENCIAS

1. Clark LD. Marijuana and human behavior. A brief review. Rocky Mt Med J. 1972;69(1):43-46.
2. Lupica CR, Hu Y, Devinsky O, Hoffman AF. Cannabinoids as hippocampal network administrators. Neuropharmacology. 2017;124:25-37.
3. Nixon PJ. Health effects of marijuana: a review. Pac Health Dialog. 2006;13(2):123-129.
4. Pertwee RG. Ligands that target cannabinoid receptors in the brain: from THC to anandamide and beyond. Addict Biol. 2008;13(2):147-159.
5. Laaris N, Good CH, Lupica CR. Delta9-tetrahydrocannabinol is a full agonist at CB1 receptors on GABA neuron axon terminals in the hippocampus. Neuropharmacology. 2010;59(1-2):121-127.
6. Penning M, Barnes GE. Adolescent marijuana use: a review. Int J Addict. 1982;17(5):749-791.
7. Philibert RA, Gunter TD, Beach SR, Brody GH, Hollenbeck N, Andersen A, Adams W. Role of GABRA2 on risk for alcohol, nicotine, and cannabis dependence in the Iowa Adoption Studies. Psychiatr Genet. 2009;19(2):91-98.
8. Wang J, Yuan W, Li MD. Genes and pathways co-associated with the exposure to multiple drugs of abuse, including alcohol, amphetamine/methamphetamine, cocaine, marijuana, morphine, and/or nicotine: a review

of proteomics analyses. Mol Neurobiol. 2011;44(3):269-286.
9. Cougle JR, Hakes JK, Macatee RJ, Zvolensky MJ, Chavarria J. Probability and correlates of dependence among regular users of alcohol, nicotine, cannabis, and cocaine: concurrent and prospective analyses of the National Epidemiologic Survey on Alcohol and Related Conditions. J Clin Psychiatry. 2016;77(4):e444-450.
10. Fitzgerald PJ. Elevated Norepinephrine may be a Unifying Etiological Factor in the Abuse of a Broad Range of Substances: Alcohol, Nicotine, Marijuana, Heroin, Cocaine, and Caffeine. Subst Abuse. 2013;7:171-183.
11. Grant JD, Scherrer JF, Lynskey MT, Agrawal A, Duncan AE, Haber JR, Heath AC, Bucholz KK. Associations of alcohol, nicotine, cannabis, and drug use/dependence with educational attainment: evidence from cotwin-control analyses. Alcohol Clin Exp Res. 2012;36(8):1412-1420.
12. Bierhoff J, Haardorfer R, Windle M, Berg CJ. Psychological Risk Factors for Alcohol, Cannabis, and Various Tobacco Use among Young Adults: A Longitudinal Analysis. Subst Use Misuse. 2019:1-11.
13. Blanco C, Florez-Salamanca L, Secades-Villa R, Wang S, Hasin DS. Predictors of initiation of nicotine, alcohol, cannabis, and cocaine use: Results of the National Epidemiologic Survey on Alcohol and Related Conditions (NESARC). Am J Addict. 2018;27(6):477-484.
14. Sherif MA, Cortes-Briones JA, Ranganathan M, Skosnik PD. Cannabinoid-glutamate interactions and neural oscillations: implications

for psychosis. Eur J Neurosci. 2018;48(8):2890-2902.
15. Torres G, Fiestas F. [Effects of marijuana on cognition: a review form the neurobiological perspective]. Rev Peru Med Exp Salud Publica. 2012;29(1):127-134.
16. Talbott JA, Teague JW. Mariguana psychosis. Acute toxic psychosis associated with the use of Cannabis derivatives. JAMA. 1969;210(2):299-302.
17. Wilson N, Cadet JL. Comorbid mood, psychosis, and marijuana abuse disorders: a theoretical review. J Addict Dis. 2009;28(4):309-319.
18. Ranganathan M, D'Souza DC. The acute effects of cannabinoids on memory in humans: a review. Psychopharmacology (Berl). 2006;188(4):425-444.
19. Wobrock T, Hasan A, Malchow B, Wolff-Menzler C, Guse B, Lang N, Schneider-Axmann T, Ecker UK, Falkai P. Increased cortical inhibition deficits in first-episode schizophrenia with comorbid cannabis abuse. Psychopharmacology (Berl). 2010;208(3):353-363.
20. Bagot KS, Chang A. Marijuana and Psychosis: Policy Implications for Treatment Providers. J Am Acad Child Adolesc Psychiatry. 2018;57(8):613-614.
21. Brisch R, Saniotis A, Wolf R, Bielau H, Bernstein HG, Steiner J, Bogerts B, Braun K, Jankowski Z, Kumaratilake J, Henneberg M, Gos T. The role of dopamine in schizophrenia from a neurobiological and evolutionary perspective: old fashioned, but still in vogue. Front Psychiatry. 2014;5:47.

22. Pauselli L, Birnbaum ML, Vazquez Jaime BP, Paolini E, Kelley ME, Broussard B, Compton MT. Demographic and socioenvironmental predictors of premorbid marijuana use among patients with first-episode psychosis. Schizophr Res. 2018.
23. Bobadilla L, Vaske J, Asberg K. Dopamine receptor (D4) polymorphism is related to comorbidity between marijuana abuse and depression. Addict Behav. 2013;38(10):2555-2562.
24. Brown-Rice KA, Scholl JL, Fercho KA, Pearson K, Kallsen NA, Davies GE, Ehli EA, Olson S, Schweinle A, Baugh LA, Forster GL. Neural and psychological characteristics of college students with alcoholic parents differ depending on current alcohol use. Prog Neuropsychopharmacol Biol Psychiatry. 2018;81:284-296.
25. Bruggman A, Ortiz-Hartman K. Community & family health issues : an encyclopedia of trends, conditions & treatments. First edition . ed. Ipswich, Massachusetts Amenia, New York: Salem Press ; Grey House Publishing; 2017.
26. Martz ME, Trucco EM, Cope LM, Hardee JE, Jester JM, Zucker RA, Heitzeg MM. Association of Marijuana Use With Blunted Nucleus Accumbens Response to Reward Anticipation. JAMA Psychiatry. 2016;73(8):838-844.
27. Sachdeva S, Gandhi R, Verma P, Kaur A, Kapoor R. A 16-Year-old Boy with Combined Volatile and Alcohol Dependence: A Case Report. J Clin Diagn Res. 2015;9(8):VD01-VD03.

28. Apantaku-Olajide T, Darker CD, Smyth BP. Onset of cocaine use: associated alcohol intoxication and psychosocial characteristics among adolescents in substance abuse treatment. J Addict Med. 2013;7(3):183-188.

# PROPUESTA PARA REFORMAR LA LEY GENERAL DE SALUD

Ma. Soledad Ruiz Canaán[1], Arturo Guerrero Sosa[1], Arsenio Rosado Franco [2], Miguel L. Briones Escárzaga[1], Gabriel Molotla de León[1], Roberto Cárdenas Arreola[1], Daniel de Jesús de la Rosa Bastard[1]

1. Instituto de Salud Mental del Estado de Durango
2. Instituto de Salud Mental de Yucatán

Trabajo presentado en el Foro de Salud Mental Cámara de Diputados. El 22 de abril 2019 Promovido por la Comisión de Salud de la H. Cámara de Diputados. Coordinadora Diputada Dra. Miroslava Sánchez Galván

PARA REFORMAR LA LEY GENERAL DE SALUD
Es importante comprender que la Salud Mental no es sinónimo de locura. Es la ausencia de enfermedad biológica, psicológica, social, cultural, espiritual y medio ambiental. La Salud Mental potencializa las funciones, cualidades y habilidades del ser humano, que contribuyen a un desarrollo sano e integral.

Así mismo la Salud Mental está relacionada con: Alimentarse sanamente, crianza adecuada, activación física, relaciones sociales, educación, cultura, participación comunitaria, así como, hábitos saludables del sueño e higiene, etc. Por lo tanto, la salud mental genera herramientas para lograr la resiliencia.

En este sentido, para poder realizar acciones efectivas encaminadas al fortalecimiento de la salud

mental, la Organización Mundial de la Salud hace las siguientes recomendaciones:
- Desarrollar modelos de atención basados en la Estrategia de la Atención Primaria (APS)
- Generar mecanismos de participación social.
- Eliminar las barreras de acceso a la salud.
- Abordar los determinantes sociales con intervención intersectorial.
- Reposicionar la salud pública como eje orientador de la respuesta del estado.
- Valorar los recursos humanos como protagonistas de la APS.
- Otorgar un financiamiento eficiente y sostenible.

Exposición de Motivos:

Los trastornos mentales conforman un 30% de la carga mundial de enfermedad no mortal (OCDE), representando efectos devastadores en los individuos, en las familias y en las comunidades. Esta cifra ha aumentado un 37.6% entre 1990 y 2010. (Lancet 2013; 382:1575-86)

La Organización Mundial de la Salud (OMS), estima que los costos de los problemas de salud mental oscilan entre un 3 y 4% del PIB. Un meta-análisis y revisión sistemática del tema, reporta qué de todas las causas de mortalidad, las que se atribuyen a trastornos mentales, significan un riesgo relativo de 2.2 (95% CI, 2.12-2.33).

La mediana de pérdida potencial de años de vida por trastornos mentales fue de 10 años. Y se estima que el 14.3% de las muertes alrededor del mundo pueden atribuirse a trastornos mentales (Reisinger ER, et al. JAMA Psychiatry 2015;72(4):334-341). El promedio de PIB de los países de la OCDE destinados a salud es de 6.6% (la UNESCO recomienda el 8%).

La prevalencia de los trastornos mentales a lo largo de la vida es de un 26.1% y de acuerdo con estimaciones el riesgo proyectado a los 65 años, es de un 36.4%; es decir que casi 4 de 10 mexicanos, tendrán un trastorno mental. (Br. J. of Psychiatry. 2007.190, 521-528).

Los trastornos mentales tienen una mediana de 10 años de vida perdidos y tomando en cuenta todos los factores, el 14.3% de las muertes alrededor del mundo se pueden atribuir a los trastornos mentales. (JAMA Psychiatry 2015; 72(4):334-341). De acuerdo con la OMS-2016, cerca del 10% de la población mundial, posee un problema de depresión o ansiedad, cifra que ha aumentado cerca del 50% de 1990 al 2013.

La depresión es el principal problema de salud mental pública, porque es el principal padecimiento que afecta a las personas entre 14 y 35 años, siendo la primera causa mundial de suicidio y la cuarta como discapacidad, en relación con la pérdida de años de vida saludable.

De acuerdo al Atlas Mundial de la Carga de los Trastornos Mentales en la Región de las Américas 2018 de la OMS, las enfermedades no transmisibles representaron el 78% de los Años de Vida Ajustados en Función de la Discapacidad (AVAD), de los cuales el 19% corresponden a los Trastornos Mentales, Neurológicos, Adicciones y Suicidio (TMNS). En la región de las Américas los TMNS, representan el 34% de los años perdidos por discapacidad (APD).

En México, del total del PIB destinado a salud fue de un 2.7% en 2017 y de éste el dirigido a salud mental es del 2.2%; siendo los rubros más altos: atención a hospitales de salud mental 43.5%, atención para las adicciones 49%, mientras solo un

3% a la prevención de enfermedades. (CIEP, Centro de Investigación Económica y Presupuestaria 2017).

Según el estudio más reciente de la Organización para la Cooperación y el Desarrollo Económico (OCDE), nuestro país ocupa el último lugar en gasto en salud como % del PIB. De acuerdo a la OMS, en 2020 la depresión será la principal causa de discapacidad en México; Según el INEGI, 3 de cada 10 personas sufren algún nivel de depresión ocasional y el 12.4% lo experimenta de manera frecuente.

En México 7 de cada 10 niños sufren todos los días algún tipo de acoso. El 85% sucede en la escuela. 3 millones de niños se ausentan de la escuela cada mes a causa del acoso. (OMS, OCDE, UNESCO, 2018); El 80% de los que padecen un trastorno mental común y 50% de quienes padecen un trastorno mental grave, no buscan y no reciben tratamiento (MHS in OECD Countries. 2018). Llegando incluso a transcurrir de 10 a 15 años, entre el tiempo que presenta la enfermedad y el tratamiento.

En base a lo anterior, nuestro país ha presentado un rezago histórico en el tema de la salud mental. Ocupando el undécimo lugar en carga de enfermedades mentales a nivel internacional y quinto lugar en América Latina.

El abordaje preventivo y terapéutico de las adicciones en México esta desvinculado en los hechos del sistema de salud y no son tratados en un modelo integral de atención en Salud Mental ya que de acuerdo a la evidencia científica los trastornos mentales y los trastornos por consumo de sustancias no son dos padecimientos distintos. (OMS, CIE, DSM, SEPD, WADD, NIDA, WPA).

Bajo la directriz y coordinación de la Subsecretaria de Salud Mental, incorporar la promoción y la prevención de la Salud Mental en temas como la violencia y la convivencia social, entre otros, a las políticas y programas no solo del sector salud, además de los sectores públicos y privados en aspectos como: educación, trabajo, justicia, transporte, medio ambiente, vivienda y la asistencia social, todo ello, bajo un marco jurídico de carácter estatal y federal.

La evidencia es contundente, el mejorar la salud mental, favorece el bienestar, construye la resiliencia e independencia y optimiza las posibilidades de la calidad de vida, así como disminución de muerte prematura. A nivel nacional, no se cuenta con un modelo de atención en salud mental, que organice y trabaje directamente con la comunidad, para lograr su participación en acciones primordialmente de promoción, prevención y detección oportuna y en otros determinantes sociales de manera intersectorial.

Por lo tanto, la intervención temprana otorga ganancias en los Sistemas de Salud al reducir costos de atención, ya que debiera destinarse del 60% al 80% del presupuesto asignado a salud mental en las acciones de promoción y prevención.

Propuestas
Dada la magnitud y trascendencia que han alcanzado los trastornos de salud mental, neurológicos, de adicciones, violencia y suicidio es necesario que se reforme en el Capítulo de Salud Mental, de la Ley General de Salud y se contemple:

- Una Sub Secretaria de Atención en Salud Mental en el organigrama de la Secretaria de Salud del Gobierno Federal.
- Se implemente en los estados un Instituto de Salud Mental de carácter normativo, coordinador, enseñanza y capacitación, investigador y de evaluación.
- Se implemente en los Estados el Consejo Estatal de Salud Mental. Como entidad asesora y coordinadora en la materia.
- Se implemente un modelo de Atención Primaria en Salud Mental dentro del Sistema Nacional de Salud, que atienda las recomendaciones de organismos internacionales como la Organización Mundial de la Salud.
- Se estipule el financiamiento para la atención de la salud mental dentro del presupuesto destinado a la Secretaria de Salud, que de acuerdo al promedio del PIB de los países de la OCDE es del 8%.
- Promocionar la formación de recursos humanos en salud mental, desde la instrucción universitaria, en el sector salud y en los sectores público y privado que trabajen aspectos de promoción y prevención en materia de salud mental.
- La carga horaria dedicada a Salud Mental en pre-grado de medicina y enfermería es del 3% (OPS, WHO-AIMS 2013)
- Bajo la directriz y coordinación de la secretaria de salud, a través de la dependencia responsable de salud mental a nivel nacional y estatal incorporar la promoción de la salud mental a las políticas y programas no sólo del sector de la salud, sino también de los sectores

público y privado en aspectos como la educación, el trabajo, la justicia, el transporte, el medio ambiente, la vivienda o la asistencia social, todo ello, bajo un marco jurídico de carácter estatal y federal.
- Las adicciones como trastorno mental/cerebral deben abordarse mediante un modelo de atención integral en salud mental desde el punto de vista preventivo y curativo.
- Los CISAME y los CAPA deberán integrarse en una sola unidad para proporcionar una atención integral de las adicciones como trastorno de salud mental. Para evitar la dispersión de la atención, la duplicidad de acciones y aumentar la eficiencia y la eficacia.
- El número de CISAME en el país deberán ser calculados con base en los daños a la salud mental y el número de habitantes.
- Implementar un sistema de vigilancia epidemiológica que permita analizar el panorama general de la situación actual de la salud mental, así como la evaluación y el impacto en la población.
- Definir un cuadro básico de medicamentos para la atención de los trastornos mentales que contemple el tratamiento de los mismos por nivel de atención, línea de vida y perspectiva de género.
- Garantizar el abasto de medicamentos necesario en las unidades de salud para la atención en salud mental de la población.

# ESTRATEGIA PARA UN PLAN NACIONAL DE SALUD MENTAL

Ma. Soledad Ruiz Canaán[1], Arturo Guerrero Sosa[1], Osiris Pazaran Galicia[2], Miguel L. Briones Escárzaga[1], Gabriel Molotla de León[1], Roberto Cárdenas Arreola[1], Daniel de Jesús de la Rosa Bastard[1], Allan Ariel Díaz Alanís[1].

1. Instituto de Salud Mental del Estado de Durango
2. Centro Integral de Salud Mental (CIAME) Torreón Coahuila.

Trabajo presentado en el Foro de Salud Mental Cámara de Diputados. El 22 de abril 2019 Promovido por la Comisión de Salud de la H. Cámara de Diputados. Coordinadora Diputada Dra. Miroslava Sánchez Galván

Recomendaciones y Aportaciones de médicos psiquiatras mexicanos en pro de la salud mental
ANTECEDENTES
El rezago histórico en la atención de Salud Mental nos ha traído como consecuencia el gran aumento de enfermedades mentales para las cuales nuestros sistema no ha respondido adecuadamente a la demanda generada por las mismas; ya que de acuerdo a los más recientes estudios internacionales realizados, la carga de los trastornos mentales y por consumo de sustancias representa el 37.6% del total (Whiteford HA, et al.. Lancet 2013;382:1575-86)

JUSTIFICACION
Por siempre los servicios de salud mental, han sido "el pariente pobre" comparado con los servicios

hospitalarios para condiciones físicas. Afortunadamente en la actualidad hay evidencia más que suficiente de que el abordaje temprano de los problemas de salud mental, reduce problemas subsecuentes, mejora las posibilidades de sobrevida y disminuye gastos para la economía global. (Next steps UK, 2017)

La evidencia es contundente, el mejorar la salud mental, favorece el bienestar, construye la resiliencia e independencia y optimiza las posibilidades de vida, así como disminución de muerte prematura. Así mismo, es claro que la intervención temprana otorga ganancias en los Sistemas de Salud y en el Sector Público. (Implementing Plan UK, 2017)

Es por ello la importancia de tener un panorama claro con un diagnóstico actualizado. Saber dónde estamos, para poder trazar a dónde deseamos llegar. La última encuesta nacional (2005-2007), arrojó una prevalencia de algún trastorno mental a lo largo de la vida del 26.1%, con 12% reportando dos o más trastornos y 5% reportando tres o más. Los trastornos de ansiedad fueron los más comunes (14.3%), seguidos por los trastornos afectivos (9,2%). El trastorno único más frecuente fue el abuso de alcohol (7.6%), seguido del trastorno depresivo y la fobia específica. (Medina-Mora ME, et al. Br J Psychiatry 2007;190:521-528)

En este estudio se hizo la proyección con punto de corte a los 65 años y se estimó que aproximadamente el 36.4% de los mexicanos, desarrollarán un trastorno mental a esa edad, 20.4% un trastorno afectivo, 17.8% un trastorno de ansiedad y 11.9% un trastorno por consumo de sustancias. La mediana de edad para cualquier trastorno fue de 21 años. (Medina-Mora ME, et al. Br J Psychiatry 2007;190:521-528)

En mujeres, de las 25 principales nosologías, 10 tienen relación con la salud mental, destacándose el trastorno depresivo mayor en la 4ª posición, accidentes automovilísticos en la 12 ava, trastornos de ansiedad en la posición 16, trastorno bipolar en la 23 y violencia personal en el lugar 25.

En los hombres también 10 tienen relación con la salud mental, destacándose, la violencia interpersonal en el lugar 1, accidentes automovilísticos en el lugar 3, trastornos por consumo de alcohol en el 12, trastorno depresivo mayor en el 14, trastornos por consumo de sustancias en el 15 y autolesiones en el 18. (The Global Burden of Disease. GBD. GIHM USA 2013)

MARCO JURIDICO
En la Constitución Política de los Estados Unidos Mexicanos, en su Título Primero se establecen los derechos humanos y sus garantías que anteriormente se denominaba "Garantías Individuales", a fin de que todas las personas gozarán de los derechos humanos reconocidos por la propia Constitución y en los tratados internacionales de los que el Estado Mexicano sea parte.

La protección a la salud y de la salud mental es un derecho humano fundamental, consagrado por la Constitución Política de los Estados Unidos Mexicanos y la Ley General de Salud; además la salud mental es una materia de salubridad general y las enfermedades mentales tienen un carácter prioritario de la salud pública.

OBJETIVOS

Implementar un Modelo de Atención Integral en Salud Mental que privilegie la Atención Primaria con énfasis en:
- Atención comunitaria mediante acciones de promoción, prevención y detección
- Un sistema escalonado por niveles de atención que garantice la atención integral y rehabilitación de pacientes con trastornos mentales, neurológicos y de adicciones
- Generar información epidemiológica y estadística que coadyuve a la toma de decisiones.

## MODELO DE ATENCIÓN INTEGRAL EN SALUD MENTAL
- El Auto cuidado, Atención Primaria y Comunitaria (Prevención y Psicoeducación, Detección)
- Primer nivel de atención en salud mental (Centro de Salud)
- Centros comunitarios de tratamiento especializado de primer nivel (CISAME)
- Hospitales generales
- Hospitales Psiquiátricos

## ESTRATEGIAS
- Realizar el diagnóstico en Trastornos de Salud Mental, Neuro-psiquiátricos y de Adicciones a nivel Nacional.
- Reforzar el marco Jurídico a través de una Ley Nacional de Salud Mental y un Plan Nacional de Salud Mental.
- Reforzar el Marco Jurídico a través de una restructuración del Capítulo de Salud Mental en la Ley General de Salud y un Plan Nacional

de Salud Mental acorde a las circunstancias actuales.
- Reorientar el financiamiento en salud, en una proporción que se recomienda por los organismos internacionales para la atención en salud mental (hasta un 8% del presupuesto total destinado a salud), favoreciendo la atención primaria en salud mental en el primero y segundo nivel de atención.
- Fortalecer la respuesta de los servicios de salud con enfoque de atención primaria en salud, estableciendo un modelo de atención en salud mental comunitaria mediante equipos multidisciplinarios con sede en la misma comunidad con el 80% de sus actividades enfocadas en promoción, prevención y detección oportuna, fortaleciendo el binomio educación - salud y salud - educación, generando el eslabón perdido entre comunidad y servicios de salud.
- Actuar sobre los determinantes sociales que inciden en la salud mental de una manera articulada, sectorial e intersectorialmente.
- Orientar programas de prevención y atención que articulen los sistemas de servicios de salud con los equipos multi-diciplinarios de base comunitaria en salud mental.
- Vincular las acciones de salud mental y adicciones con los sistemas locales de salud (Municipios).
- Implementar los servicios de salud mental en los Estados a través de la generación de Institutos de Salud Mental con funciones de normatividad, coordinación, promoción, prevención, capacitación, evaluación e investigación.

- Instalar los Consejos Estatales de Salud Mental
- Promover la formación de recursos humanos en materia de salud mental y adicciones.
- Promover la atención hospitalaria de corta estancia y ambulatoria, evitando en lo posible la atención hospitalaria de larga estancia de tipo asilar.
- Establecer en el modelo de atención en salud mental los enfoques de: desarrollo basado en derechos humanos, de curso de vida, de género, de equidad, interculturalidad y psicosocial.
- Definir un cuadro básico de medicamentos para la atención de los trastornos mentales y adicciones, que contemple el tratamiento de los mismos a través de la línea de vida y de perspectiva de género en los diferentes niveles de atención.
- Establecer un mecanismo que asegure la suficiencia de abasto de medicamentos para la atención de los trastornos mentales y adicciones en los diferentes niveles de atención.
- Fortalecer los sistemas de información y vigilancia epidemiológica en salud mental.
- Evaluación y seguimiento de los programas de salud mental en los diferentes niveles de atención.

# MODELOS MÉDICOS DE ENFERMEDADES MENTALES EN LA ÚLTIMAS DECADA

## RAFAEL J. SALÍN-PASCUAL

Profesor Titular TC-C Definitivo. Departamento de Psiquiatría y Salud Mental. Facultad de Medicina. Universidad Nacional Autónoma de México. Trabajo presentado en el Foro de Salud Mental Cámara de Diputados. El 22 de abril 2019 Promovido por la Comisión de Salud de la H. Cámara de Diputados. Coordinadora Diputada Dra. Miroslava Sánchez Galvez.

## INTRODUCCION

Las enfermedades psiquiátricas han sido relegadas historicamente en todas las culturas a lo largo del tiempo. Para Michel Foucault, filósofo frances, en su libro: "Historia de la locura en la época clásica". esta enfermedad, son una agrupación de enfermedades neurológicas y psiquiátricas, era un constructo con base social, no es que no hubiera una falla organica, pero sobre todo se refería a la marginación que ya sufrían estos enfermos. en el renacimiento y siglo de las luces, en donde se confinaban a los pacientes en hospicios y asilos para lunáticos. Antes en la edad media, se les subía a "Los barcos de locos", que recorrían los ríos de europa a la deriva. y en donde literalmente se les dejaba morir. Los viejos leprosarios de europa, anota el propio Fucault, fueron sustituidos por los manicomios, nuevamente, había una visión del enfermo mental como poseído, anormal, demoniaco. En el manicomia de Londres Bethlem Royal Hospital, por ejemplo, eran incluso exhibidos en visitas turisticas guiadas por la cuota de una libra.

Philippe Pinel, psiquiatra francés, fue nombrado profesor adjunto de física médica y de higiene en la nueva escuela de salud de parís, el 14 de diciembre de 1794, Después en el 18 de mayo de 1795, ya como médico en jefe en la Salpêtrière donde prosiguió su carrera hasta su muerte, sitio en donde se dice que retiró las cadenas de los enfermos mentales.

Lo mas importante a fín de cuentas fue que logró que se les diera un estatus de enfermedad médica, a ese grupo de problemas de los alienados. a esto se le conoció como la 1ª transformación en la psiquiatria. Porque hasta entonces se pensaba que la locura era un conjunto de problemas magicos, religiosos, y ciertamente sociales, que ejemplificara "El Bosco", Jheronimus van Aken, con la metáfora de una roca en su cuadro "La piedra de la locura".

Es a partir de los libros de Pinel que las enfermedades mentales son reconocidas como parte del tratamiento médico, para él eran problemas hereditarios o del medio ambiente. Él escribio el primer tratado sobre la sociopatía que le llamó "La anestesia moral".

Es en este periodo cuando los manicomios se desarrollan por todo el mundo y en México los conservadores de la época ingnaguraron "La Castañeda" con don Porfirios Diaz. A esto siguieron otros hospitales como el Hospital Fray Bernardino Álvarez, El hopital psiquiátrico infantil Dr. Juan N. Navarro, y servicios de psiquiatría en hospitales e institutos del sector salud. Sin emargo los enfermos no tenían tratamientos especificos para sus dolencias pues solo se aplicaban medidas de sujeción, y bromuros. habia los pabellones de los agitados y otro aledaño a este el de los agotados.

Julius Wagner-Jauregg, es el autor de la 2ª transformación en psiquiatría, cuando utiliza la malario terapia y por esto recibió el premio nobel en medicina en 1927. Ahora puede parecernos risible, pero lo que el Dr. Wagner-Jauregg hizo fue inocular treponema pálido a enfermos psiquiátricos, la mayoría de los cuales presentaban sífilis terciaria, que afectaba al sistema nervioso central, y producían cuadros psicóticos. las fiebres terciarias y cuaternarias que presentaban los enfermos mataban a la bacteria. los manicomios dieron de alta a un numero importante de enfermos que en realidad eran problemas neurológicos. Pacientes famosos de este tipo de problema fue el filósofo alemán Friedrich Nietzsche, Vladimir Lenin, Stendhal, Maupassant, Joyce, Byron, Rimbaud, Sade, Baudelaire, Wilde, Tolstoi, Verlaine, Heine o Dinesen; músicos como Schubert, Liszt, Donizetti o Scott Joplin; pintores como Goya, Gauguin o Van Gogh; y otros, como Samuel Colt, Casanova.

Fue hasta la primera mitad del siglo XX que aparece de lleno la psicofarmacología con medicamentos como el carbonato de litio, después fue la cloropromazina como antipsicótico, la imipramina e iproniazida como antidepresivo y los sedantes del tipo de los barbitúricos y benzodiacepinas. muchos de estos remedios fueron encontrados por serendípica. por laboratorios farmacéuticos. Esta fue llamada 3ª transformación en psiquiatría. en donde se dijo que había que entender el cerebro y como funciona en la salud y la enfermedad. ahora entendíamos que algunos sistemas de comunicación neuronal estaban afectados.

Por ejemplo las premisas que apoyaban un mala regulación del sistema de serotonina en depresión mayor. desde bajos niveles del metabolito de la serotonina el 5-HIAA, bajos niveles de serotonina en cerebros de suicidas y en plaquetas, pero sobre todo la respuesta favorable con antidepresivos, misma que era revertida con una mezcla de aminoácidos que indicaban que el mecanismo de algunos antidepresivos era la inhibición de la recaptura de la serotonina. A lo anterior se unió el hecho de una actividad excesiva del sistema hipotálamo hipófisis suprarrenales, que en condiciones fisiológicas nos protege durante el estrés, pero que en el deprimido es causa de un proceso de neuro-degeneración, ya que el cortisol excesivo destruye las células de nuestro disco duro, el hipocampo. y causar un proceso de demencia, que antes se denominaba demencia presenil.

Se conocen en la actualidad los sitios de acción del alcohol etílico, en los receptores inhibitorios gaba.benzodiacepinicos tipo A, y con esto se explican los datos de intoxicación aguda, como una falla cerebelosa, pues es el sitio de mayor densidad de estos receptores. como la ataxia, disartria, trastornos de equilibrio, y en casos de alcoholismo crónico las fallas de memoria anterógrada,

Nuevas herramientas como la resonancia magnética funcional, nos permitieron saber que el cerebro en funcionamiento, se encontraba alterado en enfermos con esquizofrenia. algo que no se podía observar en los cerebros autopsiados. En estos estudios cuando se compara un grupo de cerebros sanos con el de cerebros de esquizofrenia apareados por edad y género se pueden apreciar los deltas de decrementos en su funcionalidad, esto es en donde esta el cerebro deficiente por perdida de conectividad. Destacan como alterados los lóbulos frontales y parietales, así como a ganglios basales, en especial el núcleo Acumbens.

Sabemos ya también que las alteraciones por ansiedad, tienen su origen en mecanismos que como en el caso del dolor nos protegen de lesiones o de ataques. Sus circuitos se localizan en el tallo cerebral y es esta la razón de una imposibilidad de control a nivel voluntaria. desde ahí se conecta el Locus Coeruleus con la amígdala, un sitio que da paso a las emociones de ataque o huida, y finalmente a la corteza prefrontal.

Este sistema es vital para nuestra existencia evolutivamente, la ansiedad es un mecanismo ancestral de protección. sin embargo en las enfermedades por ansiedad, se activa sin eventos desencadenantes, o cuando estos son en apariencia mínimos como la fobia social.

El atramentario terapéutico con que dispone la psiquiatría no solo es farmacológico, otras disciplinas de las neurociencias clínicas han contribuido con lo que se llama ahora las neuroprötesis para enfermedades resistentes, y esto gracias al conocimiento de las vías neurales afectadas. Útiles en enfermedad de Parkinson, epilepsias, y en psiquiatría en depresión mayor resistente, y trastorno obsesivo resistentes. Lo mismo técnicas de estimulación magnética transcraneal para algunas enfermedades y sus síntomas. También están las técnicas de neuro rehabilitación y terapia cognitivo conductuales que entrenan al paciente para salir de sus formas distorsionadas de manejar su vida.

En efecto, las enfermedades psiquiátricas son alteraciones cerebrales, pero a diferencia de las neurológicas, no hay evidencias macroscópicas. hasta que se utilizaron herramientas como la resonancia magnética funcional, que permiten ver el funcionamiento cerebral de una manera dinámica. es decir, las alteraciones psiquiátricas son problemas de un cerebro en funcionamiento, que en los periodos de enfermedad, aprende a trabajar a la baja o de manera equivocada.

Sin embargo, no es solo que este afectado el cerebro en sus capacidades dinámicas, sino en su interacción con su medio ambiente, esto es con la pareja, la familia, las áreas laborales y escolares. por eso aquí parodio la frase del filosofo español Ortega y Gasset, "yo soy yo y mi circunstancia" diciendo que el cerebro es él y su circunstancia. ¿que tanto impacta el medio ambiente la función cerebral?"

Hasta que se decodificó el ADN humano y entendimos que los gemelos mono cigotos, aquellos que comparten el 100 % de su material genético son diferentes, no nos percatamos de ese impacto de lo externo en el material que codifica nuestra existencia" y dio paso a la epigenética. cambios adaptivos, que no se heredan por generaciones, pero que responden al medio ambiente adaptativamente. Los ambientes sanos, higiénicos con cierto tipo de hábitos, sabemos ahora son determinantes de estados de salud, por ejemplo como en la obesidad mórbida

Entonces no es solo que el cerebro enferma de manera intrínseca, esto es por herencia, de hecho este órgano es muy resiliente y puede ayudarnos a compensar por mucho tiempo factores nocivos. Sin embargo la pobreza es uno de los factores que desde el nacimiento hace que las personas estén menos preparadas para adaptarse. el estrés, la mala alimentación, el hacinamiento, la falta de estímulos motivadores, y otros factores que contribuyen a un cerebro poco resiliente ("La resiliencia es la capacidad de los seres humanos para adaptarse positivamente a situaciones adversas).

La pobreza puede considerarse un factor determinante para las enfermedades mentales. además de que algunos enfermos psiquiátricos, como los esquizofrénicos, maniacos depresivos y con ansiedad social se van decantando socialmente por tener menos oportunidades en la vida laboral, escolar y de pareja.

Es por eso que un grupo de psiquiatras, psicólogos y trabajadores de la salud mental creemos que esta es la oportunidad que tiene la salud mental de ser parte de la 4ª transformación en la vida nacional y en la psiquiatría. ¿sino es ahora cuando?

A la hora de soñar, hay que aspirar alto, y si logramos que las desigualdades se aminoren, estaremos haciendo un tipo de psiquiatría preventiva. primero los pobres ha dicho nuestro presidente Andrés Manuel López obrador. sin demagogias, con justa razón. Hay que dejar de ignorar a la psiquiatría y a la salud mental, el riesgo de no oír, ver y hablar sobre el tema, es que nadie lo va a hacer, ¿seguiremos acaso como en la edad media poniendo a nuestros enfermos en galerones, naves de locos, en un estado de negligencia?

Soy medico psiquiatra por que nada de lo humano me es ajeno, pero sobre todo porque mi especialidad es de las mas olvidadas, menos reconocidas, mas estigmatizadas. tengo una gran pasión por las causas aparentemente perdidas, difíciles, por la injusticia y creo en la equidad social. También pienso firmemente que muchos de mis colegas en la salud mental están dispuestos a ofrecer lo mejor de si mismos, para con sus pacientes y familiares

La atención primaria de la salud mental es el paradigma que debemos de impulsar, porque es lo mas practico y porque no vamos a inventar algo que no se haya probado en otras latitudes con éxito. Ya se convoca en los ocho estados en donde se esta haciendo la renovación de la salud en general y la salud mental en particular.

Nuestro presidente ha convocado a la creación de un instituto de salud para el bienestar. que a fin de cuentas es para lo que estamos los médicos y personal de salud mental. ya no para apagar incendios cuando llega el enfermo en fases crónicas y avanzadas de su enfermedad con incapacidades para el mismo y rechazo de su comunidad.

Salud mental para todos las mexicanas y mexicanos, porque es nuestro derecho y porque sin salud mental no hay ningún tipo de salud.

Bibliografía

1. Michel Foucault. Historia de la locura en la época clásica. Fondo de Cultura Económica. 1967.

2. Salín-Pascual R. Las neurociencias como filosofía contemporánea. Amazon.com.mx, 2007.
3. Salín-Pascual R. Perspectivas de la psiquiatría en el siglo XXI. Editorial Edamex Libros para todos 2008.
4. Salín-Pascual RJ. Bases neurobioquímica y psicofarmacológicas de la psiquiatría. Asociación Psiquiátrica Mexica. Hemisferio Izquierdo 2014.

## SLEEPWALKING IN AN INSOMNIAC PATIENT INDUCED BY ALCOHOL INTAKE AT NIGHTTIME.

RAFAEL J. SALIN-PASCUAL .

Professor of Psychiatry. Department of Psychiatry and Mental Health. Universidad Nacional Autónoma de México.

rafasalin@yahoo.com

rafasalinpas@gmail.com

## ABSTRACT

Sleepwalking induce by alcohol intake has been removed from the International Classification of Sleep Disorders Third Edition (ICSD-3). A sleepwalking case in a 40 years old male is presented here. He presented intermittent insomnia ten years before he was received at my office that was reduced by low doses of alcohol. Two years ago, he started drinking alcohol along nighttime. Then his sleep was fragmented throughout the night. He spontaneously presented episodes of "sleepwalking", where he went outside his home at night and acquired extra bottles of alcohol. When he woke up the next day he had no memories of those episodes. In some of these episodes the patient had been fighting's without memories of that. He had the diagnostic of Ehlers-Danlos syndrome since childhood which maybe related to both insomnia and alcohol consumption. Clinical EEG and all night polysomnography, did not demonstrate either epilepsy or parasomnia other than sleepwalking, that was detected by the mother`s patient.

Discontinuation from alcohol with the prescription of clonazepam, mirtazapine and zolpidem, was helpful into the remission of sleepwalking episodes. Alcohol as a parasomnia promoting substance need to be consider as a trigger of some sleep time behavior as sleepwalking, as a preventive measurement of public health. Patients with Ehlers-Danlos Syndrome in which insomnia could occur need to be aware that pain especially at nighttime could be one of the medical factor related to that type of insomnia,

SLEEPWALKING – ALCOHOL - SLEEP – DELTA SLEEP PARASOMNIAS – INSOMNIA – EHLERS-DANLOS SYNDROME

## RESUMEN

El sonambulismo inducido por la ingesta de alcohol ha sido eliminado de la Tercera Edición de la Clasificación Internacional de Trastornos del Sueño (ICSD-3). Aquí se presenta un caso de sonambulismo de este tipo, en un varón de 40 años. Quien presentó insomnio intermitente desde hace diez años, que fue reducido por dosis bajas de alcohol (agua ardiente). Antes a esto la madre y el propio paciente no refieren tener antecedentes de sonambulismo u otro tipo de parasomnia en él o familiar. Hace dos años, comenzó a beber alcohol durante la noche en cantidades de dos a tres litros de manera fraccionada. Entonces su sueño se fragmentó a lo largo de la noche. Presentó además, episodios espontáneamente de "sonambulismo", en los que salía de su casa por la noche y adquiría botellas de alcohol adicionales. Cuando se despertó al día siguiente, no tenía ningún recuerdo de esos episodios. En algunos de estas salidas de casa, el paciente había entablado peleas, sin tener memoria de eso. Se le hizo un diagnóstico del síndrome de Ehlers-Danlos en la infancia, esto puede estar vinculado al insomnio crónico y al consumo de alcohol subsecuente. El EEG clínico y la polisomnografía durante toda la noche no demostraron ni epilepsia ni parasomnia aparte del sonambulismo, que fue detectado por la madre del paciente cuando acude a cuidarlo después de que se luxa el hombro derecho y se somete a una cirugía ortopédica.

La interrupción del consumo de alcohol con la prescripción de clonazepam, mirtazapina y zolpidem, fue útil para la remisión de episodios de sonambulismo. El alcohol como una sustancia promotora de la parasomnia debe ser considerado como un desencadenante de un cierto comportamiento del sueño como sonambulismo, y debe se ser resaltado ya que esto conlleva a una medida preventiva de la salud pública encaminada a limitar accidentes viales y personales a los pacientes. Los pacientes con síndrome de Ehlers-Danlos en los que se puede presentar insomnio deben de ser conscientes de que el dolor, especialmente durante la noche, puede ser uno de los factores médicos relacionados con su problema.

SONAMBULISMO - ALCOHOLISMO - PARASOMNIAS DEL SUEÑO DE DELTA – INSOMNIO. SINDROME DE EHLERS-DANLOS

INTRODUCION

Recently the use of alcohol as a trigger of nocturnal behavior related to slow wave sleep has been removed of the International Classification of Sleep Disorders (ICSD-3) [1]. However, there is a controversy about if a person that is heavily intoxicated could claim to have been sleepwalking after some legal incident. Nevertheless, in a recent study it was identify that patients with a previous history of sleepwalking and alcohol intake can trigger in 12 % violent sleep behavior and in a different study it was reported that 14 % of parasomnia episodes were related to alcohol intake [2, 3].

Sleepwalking (SW) is a parasomnia, an abnormal behavior occurring during sleep. SW is a non-REM sleep parasomnia, an arousal disorder, like sleep terrors and confusional arousals, that results from an incomplete awake from slow-wave sleep in the first half of an sleep nocturnal episode. The mechanism of that disorder is that some regions of the cerebral cortex is awake and allowing movement and vision, while others areas are asleep, preventing memorization or judgment. Usually, people with SW developed a quiet wandering, that started in childhood (episodes could be several times in a month or a year), that do not requiring medical advice or treatment. To inform to the family and to secure the environment are the only things to do. However, sometimes, SW can become crippling because of its frequency (several times a week or at night) ; because of the risks associated with the behavior (going outside, manipulating sharp objects, selfinjure, etc.); or violence (throwing objects, using weapons, harm inflicted to othe people, etc.) or because of its consequences on everyday quality of life (sleepiness, fatigue, insomnia, anxiety, and depressive symptoms). In these conditions, treatment is required [4, 5].

Studies with spectral analysis showed a significant lower absolute delta activity in Non REM Sleep of sleepwalkers. That occurs at the first half of the sleep episodes in which SW occurs most often. That also is one pharmacological side effect of high dosage of alcohol, because the sleep fragmentation induced by ethanol [6].

People with transient insomnia use alcohol for short period of timer as "over the counter" remedy. The sleep effects of such low doses of alcohol are of short sleep latency, consolidate and increase delta sleep. However, as soon tolerance to alcohol is developed, and higher intake of alcohol is needed, a multitude of sleep disruption appeared, like insomnia, excessive daytime sleepiness, and sleep apnea, among others. The reason that low doses of alcohol could promote sleep and after higher doses and time of use could be the reverse was proposed as mechanistic change of sleep homeostasis [7, 8].

That sleep fragmentation in delta sleep induced by alcohol, could be the mechanism of this case of sleepwalking in a patient that did not have a previous personal history of parasomnias or alcoholism as a disease in DSM-5 criteria [9].

## CASE REPORT

**A) CS, gender: male, age: 40 years old , marital status, single, job: street merchant. B) Personal history pathological and non-pathological relevant.** CS was a diagnosis since childhood with Ehlers-Danlos syndrome. That is a group of hereditary disorders characterized by extremely loose joints, very elastic skin (hyper-elastic) in which bruises are formed with great ease and blood vessels that are simply damaged. The dislocation of the shoulder joint is very frequent and it has been scheduled for surgery at this area soon. **C) Current condition:** The patients said that for about two years, he began to drink cane alcohol ("Aguardiente"), from small amount before sleep time, to two liter per night. Drinking each time that he was awaked up. The sleep was fragmented throughout all the night. He started using aguardiente to initiate his sleep. Because that, he developed a fragmented sleep, each time that he woke-up, drank another glass of alcohol, until about two litters per night

CS had presented several episodes of transient insomnia in the past, about ten years before coming to my office, and he controlled them with beer, drinking two to six cans of beer per night. That intake was stopped when he returned to sleep well again. This type of insomnia was linked to work difficulties and family problems. However, two years ago he went from beers to cane alcohol, and then spontaneously presented episodes of "sleepwalking", where he went outside his home at night and acquired bottles of alcohol. When he woke up the next day he had no memories of those episodes.

To get out in the street at night, being partially awake became more frequent, and in several occasions, when he was out and did not bring any money with him, for to be able to pay for what he was trying to buy, he started fighting with the merchants. Again, when he woke up the next day, he found himself with injuries, in face, arms with dislocation and a fracture in the left clavicle. He agreed with his mother, who is a nurse that was visiting him at home, that he must see a sleep specialist in order to deal with the nighttime problem. Other that the traumatology service in the Instituto Mexicano del Seguro Social, before attending to my office he did not had any other consultation

He arrives at my office with fractures in both left arm and clavicle contained in some orthopedic device and superficial face injuries. CS was a diagnosis since childhood with Ehlers-Danlos syndrome. That is a group of hereditary disorders characterized by extremely loose joints, very elastic skin (hyperelastic) in which bruises are formed with great ease and blood vessels that are simply damaged. The dislocation of the shoulder joint is very frequent and it has been scheduled for surgery at this area soon. He was living with his grandmother and nobody could remember the exact date of the diagnosis of Ehler-Danlos Syndrome. CS dod not complain of pain or use or other kind of drugs for any medical situation aside de insomnia.

A week before he arrive at my office, his mother noticed that the patient left his home two hours after falling asleep, and when he returned he answered with monosyllables respect to where he was going out. The patient does not remember the time when this type of incident occurs, he lives alone, and based on what the mother refers to, it seems that it corresponds to the first part of the sleep episode. There was not sleepwalking episodes at CS's childhood no other parasomnias in him or other of the two siblings or parents of him.

He underwent to clinical electroencephalography, with partial sleep deprivation at his clinical at IMSS, without showing any data suggestive of epileptic activity, as was scoring by a clinical neurophysiologist. The rest of his laboratory and cabinet exams were within normal limits. All night polysomnography (eight hours) were performed at patient home, without any significant finding. No medication or alcohol was used for more that two night periods before sleep recording.

He started one month before the shoulder surgery with clonazepam 2 mg, one tablet per night; zolpidem, 10 mg one tablet per night, and mirtazapine 15 mg., two hours before bed time. No intake of alcohol was allowed from the beginning of the treatment. No reports of sleepwalking were reported up to now.

The shoulder surgery was aim to stabilize the articulation after dislocation, CS undergo a surgical procedure called a Bankar repair. Aside from psychopharmacologic treatment, some sleep hygiene measurement and to sleep in a room locket, with protections in windows and inside a sleeping bag, helped him into avoid injuries. After a year of such treatments CS is taking only clonazepam 0.5 mg at night. No sleepwalking episodes to his knowledge had been reported.

The final diagnosis are sleepwalking induced by alcohol and Ehlerr-Danlos Syndrome. Some differential diagnosis should be done with a Disorder of Arousal due to the short life of alcohol [2, 10]. Adults with such disorder are confused, semi-purposeful movements with ayes open, they occur at the first third of the night and in the sleep laboratory the arousal happens from delta sleep. CS had no especial nighttime preference, and always were alcohol related. Clonazepam as long term benzodiazepine with a half-life of about 16 h., that is currently prescribe in sleepwalking idiopathic patients with familiar background [4, 11]. Somnambulism or sleepwalking consist of complex behavior that are initiated during slow wave sleep. Episodes last from 1 to 5 minutes, with frequency ranges from several times a week to some precipitating factors. The last one could be sedatives, acute sleep deprivation. Use of some medications as Selective Serotonin Re-uptake Inhibitors (SSRI), etc. This conditions appears in childhood and there are some members in the family that may had it as well in the past [6].

DISCUSSION

A patient with no personal antecedent of parasomnias of any kind and specially parasomnias of non-REM sleep antecedents developed a pattern of sleepwalking with violent behavior. Sleep disorder in children with Ehlers-Danlos Syndrome (EDS) was reported recently [12]. They have high prevalence of insomnia, periodic leg movement disorders, apnea and hypersomnia [13, 14]. CS that has EDS, in his nighttime study did not report any of these findings, however it is possible that the insomnia that triggers his alcohol consumption could be related to EDS. Two times in parties he had intake alcohol without been intoxicated, and no sleepwalking or blackouts were reported in his seeps logs. Because CS did not live with her mother in his childhood there is no recollection of insomnia episodes at that early age.

Aside from the effects on noradrenergic and serotoninergic presynaptic receptors, mirtazapine is an alpha two antagonist that produces greater availability of both neurotransmitters, its effect on $5-HT_{2A}$, $5-HT_{2B}$, and $5-HT_3$, and blocks histamine receptor $H_1$. Some of these effects could promote a consolidation of delta sleep[15], like olanzapine, ritanserine and clozapine. Risperidone is a potent $5-HT_2$ antagonist and increase delta sleep in rats and the same results have been reported with olanzapine in humans[16, 17].

In a polysomnographic study with six patients with major depression evaluations were performed at baseline and after 1 (15 mg at bedtime) and 2 weeks (30 mg at bedtime) of open-label mirtazapine treatment. Mirtazapine decrease sleep latency and increses total sleep time and sleep efficiency. That was mainly to an increase in slow wave sleep, related to the 5-HT2 antagonism [18]. The administration of mirtazapine two hours before sleep onset was in order to avoid early morning sleepiness or sleep inertia that use to be moderate to severe at the beginning of treatment . No increase in appetite or weight was observed in CS. Clonazepam has been the option treatment of some parasomnias, in this particular case, it was used in order to withdraw the alcohol intake [4, 19]. There are some reports that other drugs that increase slow wave sleep through $5-HT_2$

mechanism produced SW as olanzapine [20] . However, we did not notice that CS had SW with mirtazapine.

## CONCLUSIONS

Alcohol as a parasomnia promoting substance need to be consider as a trigger of some sleep time behavior as sleepwalking, as a preventive measurement of public health. Because it wide spread use as "over the counter" remedy. Because sleep medicine is relative unknown to the public in general, this kind of shirt time remedies could produce in the long run more side effects than benefit. Also some patients with Ehlers-Danlos Syndrome in which insomnia could occur to be aware that pain especially at nighttime could be one of the medical factor related to that type of insomnia, and in those patients consultation with rheumatologist is the better example of how sleep medicine is a multidisciplinary specialty.

# REFERENCES

1. Pressman MR, Mahowald MW, Schenck CH, Cramer Bornemann MA, Banerjee D, Buchanan P, et al. Alcohol, sleepwalking and violence: lack of reliable scientific evidence. Brain. 2013;136(Pt 2):e229. doi: 10.1093/brain/aws248. PubMed PMID: 23065483.
2. Pressman MR, Mahowald MW, Schenck CH, Bornemann MC. Alcohol-induced sleepwalking or confusional arousal as a defense to criminal behavior: a review of scientific evidence, methods and forensic considerations. J Sleep Res. 2007;16(2):198-212. doi: 10.1111/j.1365-2869.2007.00586.x. PubMed PMID: 17542950.
3. Ebrahim I, Fenwick P. Letter to the Editor re: Pressman et al. Alcohol-induced sleepwalking or confusional arousal as a defense to criminal behavior: a review of scientific evidence, methods and forensic considerations. J. Sleep Res. (2007) 16, 198-212. J Sleep Res. 2008;17(4):470-2; author reply 3-4. doi: 10.1111/j.1365-2869.2008.00693.x. PubMed PMID: 19090955.
4. Cochen De Cock V. Sleepwalking. Curr Treat Options Neurol. 2016;18(2):6. doi: 10.1007/s11940-015-0388-8. PubMed PMID: 26874839.
5. Stallman HM, Kohler M. Prevalence of Sleepwalking: A Systematic Review and Meta-Analysis. PLoS One. 2016;11(11):e0164769. doi: 10.1371/journal.pone.0164769. PubMed PMID: 27832078; PubMed Central PMCID: PMCPMC5104520.
6. Stallman HM, Kohler M, White J. Medication induced sleepwalking: A systematic review. Sleep Med Rev. 2018;37:105-13. doi:

10.1016/j.smrv.2017.01.005. PubMed PMID: 28363449.
7. Miller MB, Donahue ML, Carey KB, Scott-Sheldon LAJ. Insomnia treatment in the context of alcohol use disorder: A systematic review and meta-analysis. Drug Alcohol Depend. 2017;181:200-7. doi: 10.1016/j.drugalcdep.2017.09.029. PubMed PMID: 29096290; PubMed Central PMCID: PMCPMC5683932.
8. Chakravorty S, Chaudhary NS, Brower KJ. Alcohol Dependence and Its Relationship With Insomnia and Other Sleep Disorders. Alcohol Clin Exp Res. 2016;40(11):2271-82. doi: 10.1111/acer.13217. PubMed PMID: 27706838.
9. Troese M, Fukumizu M, Sallinen BJ, Gilles AA, Wellman JD, Paul JA, et al. Sleep fragmentation and evidence for sleep debt in alcohol-exposed infants. Early Hum Dev. 2008;84(9):577-85. doi: 10.1016/j.earlhumdev.2008.02.001. PubMed PMID: 18400423.
10. Oluwole OS. Lifetime prevalence and incidence of parasomnias in a population of young adult Nigerians. J Neurol. 2010;257(7):1141-7. doi: 10.1007/s00415-010-5479-6. PubMed PMID: 20143107.
11. Attarian H, Zhu L. Treatment options for disorders of arousal: a case series. Int J Neurosci. 2013;123(9):623-5. doi: 10.3109/00207454.2013.783579. PubMed PMID: 23510075.
12. Domany KA, Hantragool S, Smith DF, Xu Y, Hossain M, Simakajornboon N. Sleep Disorders and Their Management in Children With Ehlers-Danlos Syndrome Referred to Sleep Clinics. J Clin Sleep Med. 2018. PubMed PMID: 29609717.

13. Gaisl T, Giunta C, Bratton DJ, Sutherland K, Schlatzer C, Sievi N, et al. Obstructive sleep apnoea and quality of life in Ehlers-Danlos syndrome: a parallel cohort study. Thorax. 2017;72(8):729-35. doi: 10.1136/thoraxjnl-2016-209560. PubMed PMID: 28073822.

14. Guilleminault C, Primeau M, Chiu HY, Yuen KM, Leger D, Metlaine A. Sleep-disordered breathing in Ehlers-Danlos syndrome: a genetic model of OSA. Chest. 2013;144(5):1503-11. doi: 10.1378/chest.13-0174. PubMed PMID: 23929538.

15. Kamphuis J, Taxis K, Schuiling-Veninga CC, Bruggeman R, Lancel M. Off-Label Prescriptions of Low-Dose Quetiapine and Mirtazapine for Insomnia in The Netherlands. J Clin Psychopharmacol. 2015;35(4):468-70. doi: 10.1097/JCP.0000000000000338. PubMed PMID: 26035053.

16. Salin-Pascual RJ, Herrera-Estrella M, Galicia-Polo L, Laurrabaquio MR. Olanzapine acute administration in schizophrenic patients increases delta sleep and sleep efficiency. Biol Psychiatry. 1999;46(1):141-3. PubMed PMID: 10394486.

17. Salin-Pascual RJ, Herrera-Estrella M, Galicia-Polo L, Rosas M, Brunner E. Low delta sleep predicted a good clinical response to olanzapine administration in schizophrenic patients. Rev Invest Clin. 2004;56(3):345-50. PubMed PMID: 15612518.

18. Winokur A, DeMartinis NA, 3rd, McNally DP, Gary EM, Cormier JL, Gary KA. Comparative effects of mirtazapine and fluoxetine on sleep physiology measures in patients with major depression and insomnia. J Clin Psychiatry. 2003;64(10):1224-9. PubMed PMID: 14658972.

19. Ferri R, Zucconi M, Marelli S, Plazzi G, Schenck CH, Ferini-Strambi L. Effects of long-term

use of clonazepam on nonrapid eye movement sleep patterns in rapid eye movement sleep behavior disorder. Sleep Med. 2013;14(5):399-406. doi: 10.1016/j.sleep.2013.01.007. PubMed PMID: 23490738.
20. Kolivakis TM, HC. Beauclair, L. Chouinard, G. . Olanzapine-induced somnambulism.
. Am J Psychiatry 2001;158(7):1.

## USO DE LAS BENZODIACEPINAS EN PARASOMNIA

### RAFAEL J. SALIN-PASCUAL

Profesor Titutlar TC C Departamento de Psiquiatría y Salud Mental Facultad de Medicina Universidad Nacional Autónoma de México.

rafasalinpas@gmail.com

### RESUMEN

Se hace una breve descripción de las parasomnias incluidas en la última clasificación internacional de los trastornos del dormir (ICSD-3). En general son alteraciones que no se explican por problemas primarios en los mecanismos que generanl dormir o el estar despiertos. Algunas parasomnias nos avisan de deficiencias de hierro o de efectos secundarios de medicamentos. El caso de el trastorno conductua del sueño MOR es relevante, pues se ha reportado como uno de los sínotmas precoces de la enfermedad de Parkinson. La mayoría ocurren en el infancia y se autolimitan. Tienen un patrón hereditario.

PARASOMNIAS – DORMIR – SUEÑO MOR – SUEÑO No-MOR

### SUMMARY

A brief description is given of the parasomnias included in the latest International Classification of Sleep Disorders (ICSD-3). In general, they are alterations that are not explained by primary problems in the mechanisms that generate sleep or being awake. Some parasomnias warn us of iron deficiencies or side effects of medications. The case of REM sleep behavior disorder is relevant, as it has been reported as one of the early symptoms of Parkinson's disease. Most occur in childhood and self-limiting. They have a hereditary pattern.


PARASOMNIAS - SLEEPING – REM SLEEP – NON-REM SLEEP

## INTRODUCCIÓN

Estas alteraciones pueden presentarse durante los episodios del dormir, al inicio o al finalizar del sueño, se pueden desplegar en las fases de sueño sin movimientos oculares rápidos (Sueño No-MOR), durante el sueño de movimientos rápidos (sueño MOR) y en la transición del dormir al despertar. El vocablo "parasomnia" proviene del griego: para – "a un lado de" y somnos – sueño. Las parasomnias son de importancia clínica, tanto para las personas que las padecen como para sus compañeros de cama [1].

Estas incluyen síntomas como movimientos complejos, emociones complejas, alteraciones en las percepciones, cambios autonómicos y en las ensoñaciones. También pueden tener consecuencias como lesiones personales y a terceros, fragmentación del sueño y ser el resultado de procesos sistémicos, como insuficiencias renal, deficiencia de hierro y polineuritis, enfermedad de Parkinson, inflamaciones sistémicas entre otras enfermedades (ICSD-3)[2].

## PARASOMNIAS VINCULADAS AL SUEÑO NO-MOR [2]

Estas ocurren en las fases de sueño superficial estadios 1 y 2 y de sueño delta o estadio 3 y comprenden las siguientes condiciones: Alteraciones del despertar; Despertar confuso; Sonambulismo; Terrores nocturnos; Trastornos por ingesta nocturna de alimentos.

La mayoría de estas condiciones incluyen un estado de transición entre el estar bien despierto y medianamente dormidos. Es probable que exista un problema en la conectividad cortical completa, una de las condiciones claves propuestas como básicas para un estado completo de conciencia. Otros aspectos en común son: (1) Una base de vulnerabilidad genética en familiares de primer grado; (2) una fisiopatología similar, pues se activan ciertas zonas corticales, principalmente las motoras. (3) Se asocian con alteraciones de funcionamiento cognitivo consciente mínimo; (4) Hay amnesia del episodio y (5) Se pueden activar por una serie de eventos medioambientales, como sonidos, estímulos táctiles, y de otro tipo.

| TRASTORNOS POR DESPERTAR INCOMPLETO tabla 1 |
|---|
| Despertares recurrentes incompletos desde sueño no-MOR. |
| Respuesta inapropiada o ausente, ente el esfuerzo de los demás para despertar el paciente. |
| Hay una serie de manifestaciones sensoriales limitadas a una sola categoría (por ejemplo alucinaciones visuales), estas no son del tipo onírico. |
| Episodios parciales de amnesia |
| Estas alteraciones no se explican por otras alteraciones del dormir, enfermedades psiquiátricas, o utilización de sustancias. |

Estos episodios son de corta duración (máximo de 30 a 40 minutos) en niños. Puede haber nactilalia (hablar dormido), como parte de la activación motora. A estos pacientes cuesta mucho trabajo despertarlos y en caso de hacerlo, están muy confusos. En adultos, el estado es de confusión mental u oniroide. Se presentan en la primera parte de la noche y en ocasiones, en niños pequeños, pueden presentarse en las siestas [3].

En la forma de despertar confuso, el paciente, se sienta en la cama y tiene una mirada que les cuesta trabajo mantener fijar.

El sonambulismo, puede iniciarse con un despertar confuso, y continuar después con conductas de tipo locomotriz, o estar agitados en la cama, a veces se describen conductas caóticas, beligerantes y en pocas ocasiones violentas (Los pacientes no reconocen a las personas cercanas, como pueden ser sus familiares). Hay nulo recuerdo del episodio (amnesia lacunar) [3].

El terror nocturno, se acompaña de llanto o gritos, con hiperactividad vegetativa, sudor, midriasis, palidez de tegumentos, temblor, taquipnea, taquicardia. Los niños no responden a sus padres o cuidadores, y una vez que termina el episodio, vuelven a dormirse, si se despiertan, no hay recuerdo de lo que estaba soñando. Estas tres condiciones ocurren en la primera parte de la noche, y son muy frecuentes en la infancia [4].

En la etapa adulta se ha descrito un estado de Conducta sexual anormal vinculada al dormir. Otros términos para esta condición son: "sexomnia", "conducta sexual atípica durante el sueño". Esta puede tener implicaciones legales, de violencia y de problemas de convivencia familiar, puede observarse en adultos de ambos géneros [5].

PARASOMANIAS RELACIONADAS AL SUEÑO MOR.

TRASTORNO CONDUCTUAL DEL SUEÑO MOR.

Se incluyen alteraciones por parasomnias que se sobre imponen, y estados disociativos. Es esta una conducta, la cual emerge cuando la persona se encuentra en el sueño MOR, en donde se puede causar lesiones, a las personas que conviven con el paciente y así mismo; se observa que se alteran la continuidad del sueño. En los registros polisomnográficos se observan modificaciones en el electromiograma, el cual debe de estar con un tono

bajo, en condiciones normales, debido a la atonía, sin embargo en esta alteración se observa un aumento del tono muscular cuando el animal se encuentra en sueño MOR [6,7].

La queja del paciente o de sus familiares consiste en lesiones relacionadas a las ensoñaciones, estos últimos están llenos de sueños violentos, en donde la persona es confrontada, atacada, o perseguida. Al terminar el episodio, la persona despierta rápidamente, y reporta lo que estaba soñando, lo cual es coherente con la conducta que desplegaba, en caso de que se le observara o fuera video grabado. Es frecuente que el paciente hable, se contorsione, grite, que ataque con los puños, y muestre otro tipo de conductas agitadas. Es poco frecuente que la persona tenga una conducta similar al sonambulismo, pero puede presentarse aspectos similares. El paciente reporta las crisis con más frecuencia en la 2ª parte de la noche, a menos que este presente la narcolepsia en el mismo paciente, entonces el diagnóstico se deberá hacer con la medición de los niveles de oxitocina o hipocretina plasmática.

Esta es una alteración que aparece con más frecuencia en los hombres, en la 5ª década de la vida, pero igual puede afectar a cualquier grupo o de género y edades. Además de esta condición algunas enfermedades neurológicas pueden producirlo. Tal es el caso de la enfermedad de Parkinson, la demencia de los cuerpos de Loewy, narcolepsia, y accidentes vasculares cerebrales [8]. Algunos medicamentos también pueden precipitar este problema, se han reportado casos con venlafaxina, mirtazapina, inhibidores de la recaptura de la serotonina. También pueden presentarse en el síndrome de Tourette, el síndrome de Mobius, y el autismo [9].

**ALTERACIONES POR PESADILLA** (sueños generadores de ansiedad).

Esta entidad también es conocida como sueños recurrentes generadores de ansiedad, pesadillas del sueño MOR. Estas se caracterizan por sueños recurrente de tipo pesadilla. Las emociones involucran ansiedad, terror, pero también ira, enojo, disgusto, y sentimientos negativos. El contenido de los sueños involucra la inminencia de daño físico. La persona, al ser despertado puede detallar el contenido de las ensoñaciones. Esta alteración puede presentarse como consecuencia del síndrome por estrés postraumático [10-12].

Las pesadillas como trastorno son muy frecuentes en los niños, se calcula que en los niños de 3 a 5 años, el porcentaje de quienes tienen pesadillas es del 10 al 50 %. En los adultos, del 50 al 85 % reportan pesadillas

ocasionales[13].

Una definición general para pesadillas ha sido brindada por algunos investigadores como ensoñaciones extremadamente atemorizantes con un componente emotivo fuertemente negativo que resultan en un despertar. Además es mencionado que el contenido onírico puede ser recordado al despertar[14].

En la literatura las definiciones sobre pesadillas han diferido alrededor de dos criterios principalmente: el criterio "sueño extremadamente atemorizante" que en ocasiones se amplia para incluir otras emociones negativas. Además, el criterio de "despertar directamente de una pesadilla", no es siempre visto como necesario.

Las características esenciales que menciona la ICSD-3 en relación con el trastorno por pesadillas son las siguientes: ensoñaciones recurrentes muy disfóricas, experiencias mentales perturbadoras, contenido de peligro físico inminente, ocurren generalmente en sueño MOR, presentes principalmente en la segunda mitad del periodo principal de sueño, a menudo despiertan al sujeto y se recuerda el contenido onírico al despertar[14].

La ICSD-3 menciona que se deben cumplir los siguientes criterios para hacer un diagnóstico de trastorno por pesadilla: A) Episodios repetidos de ensoñaciones prolongadas, extremadamente disfóricas (ansogiogénicos), y que se pueden recordar sin problemas que usualmente involucran una amenaza a la supervivencia, seguridad o integridad física. B) Al despertar del sueño disfórico, la persona rápidamente se orienta y está alerta. C) La experiencia de la ensoñación, o la alteración en el dormir producido al despertar de ésta, causan un malestar clínicamente significativo o perturbaciones sociales, ocupacionales o en otras áreas del funcionamiento indicado por el reporte de al menos una de las siguientes: alteraciones del ánimo, resistencia a volver a dormir, deterioro cognoscitivo, impacto negativo en el cuidador o funcionamiento familiar, problemas de la conducta, somnolencia diurna, fatiga o energía baja, alteraciones ocupacionales o educacionales, alteraciones interpersonales/sociales[14].

Para estudiar las pesadillas, algunos autores han mencionado que es necesario distinguir entre aquellas que son idiopáticas (pesadillas no relacionadas con un evento traumático o trastorno por estrés postraumático [TEPT]) de las pesadillas postraumáticas, que son parte de una reacción por estrés postraumático, las cuales son el problema más consistentemente reportado por pacientes con TEPT y que además pueden persistir aun cuando hayan remitido otros síntomas del TEPT (ICSD-3). Ambos tipos de pesadillas se han asociado con un nivel incrementado de movimientos periódicos de las extremidades, aunque sólo las postraumáticas parecen estar relacionadas con más número y mayor duración de despertares nocturnos . Por otra parte, la ICSD-3 menciona que no hay evidencia suficiente para apoyar la presencia de subtipos clínicos o fisiopatológicos de pesadillas[14].

## PARÁLISIS DE SUEÑO RECURRENTE AISLADA.

Este trastorno consiste en una incapacidad para ejecutar movimientos voluntarios, ya sea al inicio del sueño (hipnagógica), o de despertar de sueño (hipnapómpica – forma pos-dormital, que es la predominante) [15].

La atonía es la condición central, hay una incapacidad de movimiento, hay una incapacidad para hablar, o mover las extremidades, el tronco o la cabeza. La conciencia está conservada por entero. Estos episodios pueden durar de segundos a minutos. Esta parálisis se contrata con una sensación de conciencia clara. A esta condición a nivel fenomenológico se le considera un estado de despertar en sueño MOR, con atonía muscular característica de esta fase. Hay un problema con la activación de poblaciones neuronales en el tercio inferior del Locus Coeruleus y porción caudal de la formación reticular pontina Este episodio puede aparecer de una vez al año a varias ocasiones, se acompañan de una gran ansiedad, puede haber alucinaciones. Los factores que aparecen como precipitantes son la privación de sueño, ritmos irregulares de sueño y vigilia[16].

La forma mas común de presentación es como parte de la tétrada de la narcolepsia: (1) Ataques de sueño, del tipo sueño MOR; (2) Parálisis de sueño; (3) Cataplexia (atonía muscular sin sueño); y (4) Alucinaciones hipnagógicas e hinapómpicas. Algunas personas que presentan parálisis de sueño presentan la percepción de si mismos fuera de su cuerpo – "percepción de extra-corporeidad (out-of-the-body perception). A nivel popular se le suele conocer en México como "se me acostó el muerto encima".

Las alucinaciones que se experimentan en la parálisis de sueño son visuales y táctiles, en un porcentaje de aproximadamente el 88.5 %. Aun cuando la elaboración de la historia sueñe ser muy restringida. Es común la sensación de presencias, de algún compañero de cama, al cual se le pide ayuda para despertar, o en casos mas extremos se reportan presencias terroríficas como íncubos o súcubos, o de fantasmas, etc. Por supuesto que eso depende del marco de referencia cultural, y de la psicopatología subyacente si es que existe.

Las condiciones asociadas a parálisis del sueño, además de narcolepsia son: sueño insuficiente o alteración del ritmo circadiano (alteraciones de fase de sueño retrasada). En la hipersomnia idiopática, en Síndrome de Klein-Levin y en el estado alucinatorio relacionado al sueño. Finalmente, es frecuente en persona con apnea obstructiva. El común denominador de esta condición es un exceso de presión de sueño (hipersomnia) [17].

## ALTERACIÓN DISOCIATIVA NOCTURNA.

También se le conoce como pseudo-parasomnia. El paciente presente un estado disociativo cuando se observa en el EEG un estado completo de despertar. Puede presentarse de la transición de vigilia a sueño, o después de varios minutos de haber iniciado el sueño, al despertar de los estadios 1 o 2. La alteración disociativa nocturna comprende una serie de alteraciones que están especificadas en el DSM-IV como parte del grupo de las alteraciones disociativas. Pueden observarse tres variantes: alteración disociativa nocturna con fuga; alteración disociativa de identidad, y alteración disociativa no especificada. Estos pacientes tienen una serie de eventos precipitantes, como son el de tener una historia de abuso físico, verbal o emocional [1].

## ENURESIS RELACIONADA AL SUEÑO.

Esta se caracteriza por episodios recurrentes e involuntarios de vaciamiento vesical durante el sueño. Por lo menos dos veces por semana se tienen estos episodios. Se considera enuresis relacionada al sueño del tipo primaria, cuando el niño no ha tenido un periodo consistente de control vesical, por mas de seis meses. Es secundaria, cuando el paciente ya controlaba su vejiga, por un periodo de 6 meses, y ahora vuelve a tener episodios de enuresis de por lo menos dos veces por semana. Un factor asociado que se presenta con frecuencia es el del niño con atención deficiente, o de familias desorganizadas[13]. Es importante aclarar que niños o personas adultas con diabetes, infecciones del tracto urinario, insuficiencia cardiaca congestiva, apnea obstructiva del sueño, depresión o demencia, pueden tener enuresis nocturna.[13]

Un número pequeño de niños con enuresis no produce niveles adecuados de vasopresina, lo cual les conduce a niveles de orina muy elevados durante el sueño, los cuales exceden con mucho la capacidad de la vejiga. Una serie de factores médicos y de uso de sustancias y malos hábitos se presentan acompañando esta alteración: (a) Imposibilidad para concentrar la orina (Vg., diabetes mellitus, diabetes insípida, secundaria a tratamiento con litio; (b) Aumento en la producción de orina secundaria a cafeína, diuréticos; (c) Afecciones congénitas o adquiridas del tracto genitourinario; (d) Constipación crónica y encopresis; (e) enfermedades neurológicas como epilepsia, vejiga neurogénica; (f) Apnea obstructiva del sueño; (g) Despertar incompleto en el niño, que orina en sitios inapropiados; (h) estresores psicosociales, como divorcios en padres. Existe la sospecha de que existan factores hereditarios en la enuresis primaria. El 77 % de los niños con enuresis

primaria, reportan padres con este problema.

## CATATERNIA (GRUÑIDOS NOCTURNOS).

Es una alteración nocturna crónica, que se caracteriza por un gruñido espiratorio que se presenta durante el sueño, principalmente durante la segunda parte de la noche. En el registro polisomnográfico revela una bradipsiquía recurrente que aparece cuando la persona se encuentra en sueño

MOR. La persona que presenta esta alteración no sabe de la tiene, y es el compañero de cama quien se la comunica [13].

## SÍNDROME DE EXPLOSIÓN DE CABEZA EN EL SUEÑO.

Esta caracterizado por la percepción de un ruido intenso súbito, o sensación de explosión violenta que puede ocurrir en la cabeza, cuando el paciente inicia su sueño o cuando se despierta en medio de la noche. Es un evento sin dolor, y se refiere como la explosión de una bolsa de plástico. Muchos pacientes asocian esta manifestación con el tener un accidente cerebro-vascular. Se ha reportado un destello de luz, y una sacudida intensa que acompaña esta alucinación primaria [13].

## ALTERACIÓN DEL SUEÑO RELACIONADA A LA INGESTA

## DE ALIMENTOS.

Está caracterizado por una serie de atracones que el paciente presenta durante el sueño. Son episodios involuntarios en donde el paciente come y bebe durante episodios de despertar nocturno. Estos episodios ocurren en cierta manera involuntarios. Sin similares en mucho sentido al sonambulismo, y el paciente puede no recordar lo que le ocurrió al despertar. El paciente puede ingerir comida preparada, pero inclusive alimentos de mascotas, o comida descompuesta o en estadios previos de preparación. Es frecuente que el paciente tenga insomnio, si el sueño se fragmenta, anorexia en las mañanas, y distensión abdominal. A la larga son personas con obesidad mórbida [18].

Entre los pacientes con obesidad mórbida, se ha propuesto que el 16.7 % pueden presentar esta ingesta nocturna de alimentos. El sonambulismo es otra de las parasomnias que con más frecuencia se asocian a esta alteración, también el antecedente de haber tenido en la infancia el sonambulismo.

Una serie de factores pueden activar este tipo de alteración: Síndrome de piernas inquietas; movimiento periódico de las extremidades; apnea obstructiva del sueño; patrón irregular de sueño. Algunos factores de activación por medicamentos son: zolpidem, otras benzodiacepinas, síndrome de supresión a nicotina, alcohol y otras sustancias adictivas [18].

## PARASOMNIAS DEBIDAS AL USO DE SUSTANCIAS.

Hay una asociación temporal estrecha, entre el consumo de medicamentos, drogas adictivas, o sustancias biológicas, que pueden explicar el cuadro clínico. Los medicamentos y drogas que con más frecuencia se han asociado a esta condición son: antidepresivos tricíclicos, inhibidores de las monoamino oxidasas, Inhibidores selectivos de la recaptura de la serotonina, mirtazapina, selegilina, colinérgicos diversos, ISRS y ISRSN [19].

## TRASTORNOS DEL SUEÑO POR ACTIVACIÓN MOTORA. [20]

Este grupo de alteraciones incluyen a: Síndrome de piernas inquietas; Movimiento periódico de las extremidades; Calambres en piernas durante el sueño; Bruxismo durante el dormir; Alteración por movimientos rítmicos durante el sueño ; Mioclonus benigno durante el sueño en la infancia.; Mioclonus proprioespinal al inicio del sueño; Movimientos durante el dueño debido a problemas médicos; Movimientos durante el sueño debido a sustancias o medicamentos; y Movimientos durante el sueño inespecíficos.

## MOVIMIENTO PERIÓDICO DE LAS EXTREMIDADES (MPE) Y SÍNDROME DE PIERNAS INQUIETAS (SPI)

Los trastornos de movimientos durante el sueño tienen características relativamente simples, ocurren durante el sueño de manera estereotipada. Una excepción a esto es el síndrome de piernas inquietas (SPI). En este trastorno las piernas se mueven antes del inicio de sueño, de hecho dificultad que este empiece. Este se asocia con frecuencia al movimiento periódico de las extremidades (MPE), aunque este si ocurre durante el dormir. Éste último, produce una fragmentación del sueño. Esta es la razón, por la cual a fin de cuentas los síntomas que expresan los pacientes con estos movimientos sean la somnolencia durante el día, inexplicable para ellos, pues han dormido incluso en exceso [21-24].

Este tipo de alteración por movimientos durante el sueño, requieren del diagnóstico por un examen en un laboratorio de sueño. El síndrome de piernas inquietas se caracteriza por la sensación poco placentera para mover las piernas, con lo cual disminuye el malestar que las impulsa a moverlas. Para algunos clínicos este tipo de urgencia para movimientos, semeja a la acaticia, que se observa con los antipsicóticos.

El síndrome de piernas inquietas, en realidad puede aplicarse también a los brazos. En una muestra amplia, se observó que de 21 % a 57 % de los pacientes, además de las piernas, también movían los brazos, para aliviar el mismo malestar que sienten en las piernas. En una serie de alteraciones medicas es común que se presenten este tipo de movimientos: niños con atención deficiente e hiperactividad, narcolepsia, apnea obstructiva del sueño. Enfermedad de Parkinson, esclerosis múltiple, neuropatía periférica, obesidad, enfermedades tiroideas, enfermedades renales, anemias ferro privas y enfermedades cardiovasculares entre otras.

MOVIMIENTO PERIÓDICO DE LAS EXTREMIDADES. (MPE)

En los registros de sueño, se hace el diagnóstico de esta condición si se observan más de 15 eventos de este tipo por cada hora de registro polisomnográfico. En los niños se hace el diagnóstico, si la frecuencia por hora es de cinco movimientos de las piernas. Se puede observar de manera asociada un exceso de sueño durante el día, por la fragmentación del dormir nocturno. Aunque también es posible que se presenten quejas de insomnio. Esto último se ha reportado sobre todo en ancianos. En este tipo de alteración, es de gran ayuda el interrogatorio indirecto con el compañero de cama. Este se queja con frecuencia de sacudidas, y pataleo del paciente. Esta alteración si es más frecuente que ocurra en las extremidades inferiores [25].

El síndrome del movimiento periódico de las extremidades se observa en todas las fases del sueño, pero está ausente durante el sueño MOR. En los registros polisomnográficos se observan en activación equivalente al micro despertares, cada que se presenta el movimiento de las piernas. La suma total de estos microdesperttares, se traducen en una sensación de sueño no restaurador [25].

## CALAMBRES EN LAS EXTREMIDADES INFERIORES DURANTE EL SUEÑO.

Esta es una sensación dolorosa, en una de las piernas, o en el pie, que hace despertar súbitamente al paciente. Se observa una contracción intensa y dolorosa, un espasmo después de los varios segundos. Algunas condiciones médicas se asocian a este tipo de calambres son la diabetes mellitus, la esclerosis amniotrófica lateral, alteraciones vasculares periféricas, la baja de potasio, calcio, magnesio y en otros trastornos metabólicos. Es frecuente que se presente en el segundo y tercer trimestre del embarazo.

## BRUXISMO VINCULADO AL SUEÑO.

Este consiste en un rechinar de los dientes que ocurre durante el sueño. Puede estar acompañado de sensación de malestar muscular al despertar, en los músculos de la masificación. Las personas también pueden presentar Bruxismo estando despiertos. En la forma de Bruxismo durante el sueño se desarrolla un ritmo de movimiento por parte de los músculos que están involucrados en el masticar. Esta enfermedad puede llevar al desgaste de las piezas dentarias, dolores en dientes, y un ruido molesto para el compañero de cama [26-28].

## TRATAMIENTO DE LAS PARASOMNIAS CON BENZODIACEPINAS

En términos generales, para el manejo de las parasomnias en particular existen una serie de cuidados no-farmacológicos que se han desarrollado en la medida que se tiene mas información al respecto. Por ejemplo, en el sonambulismo, el uso de sacos de dormir (sleeping bags), asegurar las puertas y ventanas, para evitar accidentes. Lo mismo se puede utilizar para el trastorno conductual del sueño MOR y la ingesta nocturna de alimentos. Los pacientes tienen estados alterados de conciencia y no se percatan del media ambiente con exactitud, por lo que pueden rodar por las escaleras, salirse por una ventada, accidentarse o incluso ingerir comida descompuesta, como es el caso de la ingesta nocturna de alimentos [29].

En estas entidades clínicas dosis mínimas de clonacepam, por periodos prolongados tiempo se han reportado como útiles, con disminución de síntomas motores [30]. Lo mismo se ha reportado con el síndrome de piernas inquietas y movimientos periódicos de las extremidades, además de pramipexol, y otros agonistas moderados dopaminérgicos, los cuales tienen buenos resultados al principio pero no se recomienda por largo tiempo [31]. El efecto antimioclónico del clonacepam se ha propuesto que se deba además de sus propiedades de miorelajante muscular, a un efecto antimioclónico de la serotonina [32]. En el bruxismo severo, además de las estrategias odontologicas de guardas dentales, y avances de mandíbula inferior, el empleo de clonacepam es superior al placebo [28].

Hay que hacer notar que algunos otros agentes como la olanzapina, el zolpidem u otras benzodiacepinas, en reportes de casos han demostrado ser generadores de parasomnias del tipo del sonambulismo [33, 34]. Por ejemplo la olanzapina, aumenta el sueño de ondas lentas [35, 36] y se ha reportado como agente causal del sonambulismo. Esto podría poner en la pista de que aumentar el sueño delta, dificulta el despertar, y que el cerebro puede desarrollar dos estados conductuales simultáneos [37-40]. Otros agentes de uso en psiquiatría pueden se inductores de parasomnias del tipo de MPE y MPI son la venlafaxina y en general los ISRS [19].

Es pues de importancia recodar que en el manejo de las parasomnias, hay un lugar para el manejo de los benzodiacepinas de vida media intermedia, con la regla de oro de la menor dosis terapéutica, con el menor tiempo posible, y en observancia de la máxima hipocrática: "Primero no dañar". El diario de sueño es un instrumento de gran utilidad, pues condiciones como la temperatura cambiante según la época de lluvias, ha sido reportado de manera anecdótica por alguno de mis pacientes como parte de la temporada que requiere utilizar medicamentos para el MPE.

REFERENCIAS

1. Matwiyoff G, Lee-Chiong T. Parasomnias: an overview. Indian J Med Res. 2010;131:333-337.
2. Medicine. AAoS. International Classification of Sleep Disorders. Third Edition ed; 2014.
3. Remulla A, Guilleminault C. Somnambulism (sleepwalking). Expert Opin Pharmacother. 2004;5(10):2069-2074.
4. Ghanizadeh A. Insomnia, night terror, and depression related to clonidine in attention-deficit/hyperactivity disorder. J Clin Psychopharmacol. 2008;28(6):725-726.
5. Guilleminault C, Kirisoglu C, Bao G, Arias V, Chan A, Li KK. Adult chronic sleepwalking and its treatment based on polysomnography. Brain. 2005;128(Pt 5):1062-1069.
6. Lloyd R, Tippmann-Peikert M, Slocumb N, Kotagal S. Characteristics of REM sleep behavior disorder in childhood. J Clin Sleep Med. 2012;8(2):127-131.
7. Lam SP, Zhang J, Tsoh J, Li SX, Ho CK, Mok V, Chan AY, Wing YK. REM sleep behavior disorder in psychiatric populations. J Clin Psychiatry. 2010;71(8):1101-1103.
8. Malhotra R, Avidan AY. Neurodegenerative Disease and REM Behavior Disorder. Curr Treat Options Neurol. 2012;14(5):474-492.
9. Xi Z, Luning W. REM sleep behavior disorder in a patient with pontine stroke. Sleep Med. 2009;10(1):143-146.

10. Munezawa T, Kaneita Y, Osaki Y, Kanda H, Ohtsu T, Suzuki H, Minowa M, Suzuki K, Higuchi S, Mori J, Ohida T. Nightmare and sleep paralysis among Japanese adolescents: a nationwide representative survey. Sleep Med. 2011;12(1):56-64.
11. Nadorff MR, Pearson MD, Golding S. Explaining the Relation between Nightmares and Suicide. J Clin Sleep Med. 2016;12(3):289-290.
12. Schredl M. Dreams and Nightmares in Personality Disorders. Curr Psychiatry Rep. 2016;18(2):15.
13. Attarian H. Treatment options for parasomnias. Neurol Clin. 2010;28(4):1089-1106.
14. Attarian H, Zhu L. Treatment options for disorders of arousal: a case series. Int J Neurosci. 2013;123(9):623-625.
15. Fukuda K, Ogilvie RD, Takeuchi T. Recognition of sleep paralysis among normal adults in Canada and in Japan. Psychiatry Clin Neurosci. 2000;54(3):292-293.
16. Gangdev P. Relevance of sleep paralysis and hypnic hallucinations to psychiatry. Australas Psychiatry. 2004;12(1):77-80.
17. Stores G. Sleep paralysis and hallucinosis. Behav Neurol. 1998;11(2):109-112.
18. Chiaro G, Caletti MT, Provini F. Treatment of sleep-related eating disorder. Curr Treat Options Neurol. 2015;17(8):361.
19. Salin-Pascual RJ, Galicia-Polo L, Drucker-Colin R. Sleep changes after 4 consecutive days of venlafaxine administration in normal volunteers. J Clin Psychiatry. 1997;58(8):348-350.

20. Force IT. International Classification of Sleep Disorders. 3rd ed. USA: American Academy of Sleep Medicine; 2014.
21. Ruppert E, Batailiard M, Bourgin P. [Restless Legs Syndrome--Willis-Ekbom Disease]. Rev Prat. 2015;65(7):963-966.
22. Ryan M, Slevin JT. Restless legs syndrome. Am J Health Syst Pharm. 2006;63(17):1599-1612.
23. Saletu A, Parapatics S, Saletu B, Anderer P, Prause W, Putz H, Adelbauer J, Saletu-Zyhlarz GM. On the pharmacotherapy of sleep bruxism: placebo-controlled polysomnographic and psychometric studies with clonazepam. Neuropsychobiology. 2005;51(4):214-225.
24. Santos B, Oliveira AS, Canhao C, Teixeira J, Dias AR, Pinto P, Barbara C. [Restless legs syndrome]. Acta Med Port. 2008;21(4):359-366.
25. Manconi M, Ferri R, Zucconi M, Bassetti CL, Fulda S, Arico D, Ferini-Strambi L. Dissociation of periodic leg movements from arousals in restless legs syndrome. Ann Neurol. 2012;71(6):834-844.
26. Huynh NT, Rompre PH, Montplaisir JY, Manzini C, Okura K, Lavigne GJ. Comparison of various treatments for sleep bruxism using determinants of number needed to treat and effect size. Int J Prosthodont. 2006;19(5):435-441.
27. Klasser GD, Greene CS, Lavigne GJ. Oral appliances and the management of sleep bruxism in adults: a century of clinical applications and search for mechanisms. Int J Prosthodont. 2010;23(5):453-462.

28. Saletu A, Parapatics S, Anderer P, Matejka M, Saletu B. Controlled clinical, polysomnographic and psychometric studies on differences between sleep bruxers and controls and acute effects of clonazepam as compared with placebo. Eur Arch Psychiatry Clin Neurosci. 2010;260(2):163-174.
29. Anderson KN, Shneerson JM. Drug treatment of REM sleep behavior disorder: the use of drug therapies other than clonazepam. J Clin Sleep Med. 2009;5(3):235-239.
30. Ferri R, Zucconi M, Marelli S, Plazzi G, Schenck CH, Ferini-Strambi L. Effects of long-term use of clonazepam on nonrapid eye movement sleep patterns in rapid eye movement sleep behavior disorder. Sleep Med. 2013;14(5):399-406.
31. Shinno H, Oka Y, Otsuki M, Tsuchiya S, Mizuno S, Kawada S, Innami T, Sasaki A, Hineno T, Sakamoto T, Inami Y, Nakamura Y, Horiguchi J. Proposed dose equivalence between clonazepam and pramipexole in patients with restless legs syndrome. Prog Neuropsychopharmacol Biol Psychiatry. 2010;34(3):522-526.
32. Chung Hwang E, Van Woert MH. Antimyoclonic action of clonazepam: the role of serotonin. Eur J Pharmacol. 1979;60(1):31-40.
33. Yun CH, Ji KH. Zolpidem-induced sleep-related eating disorder. J Neurol Sci. 2010;288(1-2):200-201.
34. Zhao M, Geng T, Qiao L, Zhang M, Shi J, Huang F, Lin X, Wang J, Zuo H. Olanzapine-induced restless legs syndrome. J Clin Neurosci. 2014;21(9):1622-1625.

35. Salin-Pascual RJ, Herrera-Estrella M, Galicia-Polo L, Laurrabaquio MR. Olanzapine acute administration in schizophrenic patients increases delta sleep and sleep efficiency. Biol Psychiatry. 1999;46(1):141-143.
36. Salin-Pascual RJ, Herrera-Estrella M, Galicia-Polo L, Rosas M, Brunner E. Low delta sleep predicted a good clinical response to olanzapine administration in schizophrenic patients. Rev Invest Clin. 2004;56(3):345-350.
37. Aggarwal S, Dodd S, Berk M. Restless leg syndrome associated with olanzapine: a case series. Curr Drug Saf. 2010;5(2):129-131.
38. Basu A, Kundu S, Khurana H. Olanzapine-induced restless leg syndrome: a case report and review of literature. Indian J Pharmacol. 2014;46(4):450-452.
39. Bet PM, Franken LG, Klumpers UM. Could pramipexole induce acute mania? A case report. Bipolar Disord. 2013;15(4):446-448.
40. Chiu YH, Chen CH, Shen WW. Somnambulism secondary to olanzapine treatment in one patient with bipolar disorder. Prog Neuropsychopharmacol Biol Psychiatry. 2008;32(2):581-582.

## RELACIÓN ENTRE DETERIORO EN FUNCIONES MENTALES SUPERIORES Y CONSUMO DE CANNABINOIDES EN UNIVERSITARIOS DE 18 A 30 AÑOS.

MARITZA BERNAL-DIAZ

Adscrita al Servicio de Psiquiatría en Instituto de Seguridad del Estado de México (ISEM). Ecatepec

En este estudio se realizaron dos grupos de análisis de 31 participantes cada uno, a un grupo se le definió como consumidor puro de cannabis, a ambos grupos se aplicaron las escalas Neuropsi y Mini Entrevista Psiquiátrica. Como resultado de relevancia se menciona que el 71% de los participantes obtuvo un puntaje final que los clasifica sin deterioro cognitivo, 11% con deterioro leve, 10% moderado y 8% grave, es casi ocho veces más frecuente algún nivel de deterioro cognitivo en quienes consumen cannabis comparados con quienes no lo hacen.

Una de las razones para que se pueda dar la adicción es la sustancia activa delta 9-tetrahidrocannabinoide (delta 9-THC) es decir, el mayor metabolito activo en el sistema nervioso central mismo que activa receptores, principalmente en ganglios basales, hipocampo, cerebelo y corteza cerebral, que a su vez están vinculados con sus efectos en estado de intoxicación (despersonalización y desrealización), habiendo un deterioro en la coordinación motora, euforia, ansiedad, sensación de que el tiempo transcurre lentamente, deterioro en la capacidad de juicio y retraimiento social.

Diversos estudios, como "Does marijuana use cause longe term cognitive deficits?" de la revista Jama y "Cognitive effects of marijuana" de la misma revista, han demostrado que quienes consumen cannabis a temprana edad y por largo tiempo desarrollan deterioro en las funciones mentales superiores, al parecer, al inhibir el adecuado desarrollo neurofisiológico. Otros estudios, como "Nonacute (residual) neuropsychological effects of cannabis use: a qualitative analysis and systematic review" de J. Clin Pharmacol, han dicho que el abandono del hábito presenta reversibilidad en el deterioro si el tiempo y frecuencia del consumo no sobrepasan ciertos límites. En otros estudios, "EEG deficits in chronic marijuana abusers during monotored abstinence: preliminary finfings" de la revista Ann N.Y. Acad Sci, se demostró que además de ser reversible el daño éste no es acumulativo, por lo que se abre esperanza a que la abstinencia sea el método de cura de los problemas adquiridos por estos pacientes.

Durante 24 años se realizó el estudio prospectivo prenatal de Otawa "Marijuana use is associated with reorganized visualattention network and cerebellar hypoactivacion" de la revista Brain, para conocer las consecuencias que tienen los hijos de mujeres embarazadas expuestas al humo del cannabis. Los hijos de estas mujeres fueron evaluados en la adolescencia y presentaron deficiencias en abstracción, razonamiento visual, integración, resolución de problemas, análisis y síntesis. También se observó pobre control de impulsos, falla en la memoria de trabajo y en la capacidad de concentración.

En estudios de imagen con tomografía por emisión de positrones y resonancia magnética se ha comprobado deterioro cortical y decremento en el metabolismo de la glucosa en el cerebelo, estos consumidores parecen mejorar después de abandonar el consumo.

Algunos resultados, como el "Developmental trajectories of marijuana use from adolescence to adulthood" de la revista Arch Pediatr Adolesce Med y "Marijuana use disorders and DSM-V" de la revista J Am Acad Child Adolesce Psychiatry, sugieren que las alteraciones en los circuitos del cíngulo y la corteza prefrontal se desvanecen en términos clínicos debido a que estos pacientes reclutan redes cerebrales alternativas como mecanismos compensatorios.

Por otra parte, se ha señalado la posibilidad de que exista una carga genética que predisponga al consumo, la adicción, el desarrollo de psicosis, y eventualmente, ante la suspensión de consumo, síntomas importantes del síndrome de abstinencia, tales como inquietud y deseo de seguir consumiendo, que desaparecen durante las dos primeras semanas.

 ** El National Institute on Drug Abuse refiere que hay un interés creciente en el cannabidiol químico de la marihuana (CBD) para el tratamiento de ciertas enfermedades como la epilepsia infantil, un trastorno que provoca convulsiones violentas en los niños. Por lo tanto, los científicos han estado cultivando especialmente plantas de marihuana y produciendo CBD en forma de aceite con fines terapéuticos. Estas drogas no son populares para el consumo recreativo porque no producen euforia ni alteran la mente.

El CBD es un cannabinoide que no causa un colocón o "high", es decir, no altera la mente. Puede resultar útil para reducir el dolor y la inflamación y para controlar las convulsiones epilépticas, e incluso es posible que sirva para tratar enfermedades mentales y adicciones.

Por ejemplo, estudios realizados recientemente con animales han demostrado que los extractos de marihuana pueden ayudar a destruir ciertas células cancerosas y reducir el tamaño de otras. Los resultados de un estudio de cultivos celulares de roedores sugieren que los extractos purificados de la planta entera de marihuana pueden retardar el crecimiento de las células cancerosas de uno de los tipos de tumores cerebrales más graves. La investigación con ratones demostró que el tratamiento con extractos purificados de THC y CBD, cuando se usan conjuntamente con radioterapia, aumenta la efectividad de la radiación en la destrucción del cáncer.[1]

Bibliografía

I. Bernal Díaz, Maritza, Jiménez Genchi, Janet y Rojas Casas, Carmen, "Relación entre deterioro en funciones mentales superiores y consumo de cannabinoides en universitarios de 18 a 30 años de edad", en Psiquis, vol. 22, número 5, septiembre octubre, 2013, pp. 124 – 131.

---

[1] *Vid. La marihuana como medicina,* abril de 2017, National Institute on Drug Abuse, 28 de abril de 2019, https://www.drugabuse.gov/es/publicaciones/drugfacts/la-marihuana-como-medicina

II. La marihuana como medicina, abril de 2017, National Institute on Drug Abuse, 28 de abril de 2019, https://www.drugabuse.gov/es/publicaciones/drugfacts/la-marihuana-como-medicina

www.ingramcontent.com/pod-product-compliance
Lightning Source LLC
Chambersburg PA
CBHW021827170526
45157CB00007B/2708